마 흔 의
다이어트는
달라야 한다

마흔의 다이어트는 달라야 한다

국민주치의 오한진 박사의 평생 날씬한 몸으로 사는 법

오한진 지음

중앙books

프롤로그

매일 무너지는 몸을 걱정하는 당신께

    지금까지 세간에 소개된 다이어트 종류만 해도 2만6000여 가지가 넘는다. 단식 다이어트, 디톡스 다이어트, 원푸드 다이어트……. 어떤 다이어트가 누군가에게 효과가 있다는 코멘트가 웹상에 흐름을 타기만 해도 곧 여러 커뮤니티에 도배가 되고, 또 방송을 타는 시대다. 몸매 관리에 관심이 있는 사람이라면 누구나 유행하는 다이어트 방법을 한 번쯤은 의심 없이 따라 해봤을 것이다.

    하지만 한번 물어보자. 지금까지 미디어에 소개된 무수한 다이어트 법 중에 자신에게 맞는 방법을 선택, 실천해서 요요 없이 2년 이상 유지해본 적이 있는가?

2주, 4주 다이어트의 허상

우리가 체중 감량을 하는 목적은 크게 두 가지다. 보기 좋은 몸을 만들기 위해서, 그리고 건강하게 살기 위해서. 당신은 20대부터 2주 만에, 4주 만에 몸을 변화시킬 수 있다는 자극적인 다이어트 방법을 시도해왔을 것이다. 지금까지 꽤 오랫동안(아마도 10년 이상) 자신의 몸을 마루타 삼아 다이어트를 해온 셈이다.

그러나 결과는 어땠는가? 효과가 있었는가? 물론 몸무게를 반짝 줄이는 데는 성공했을지 모르지만 곧 찾아오는 요요 현상을 피하기 힘들었을 것이다. 길게는 한두 달 정도 날씬한 몸을 유지했을지도 모르지만 계절이 지나고, 또다시 예전의 습관으로 돌아가면서 본래의 몸으로 돌아온 경우도 많았을 것이다.

결론은, 2주나 4주 만에 완성되는 몸은 없다는 것이다. 우리의 몸은 어제가 다르고 오늘이 다르기 때문에 2년 이상 같은 몸을 유지할 수 있어야 비로소 체중 감량에 성공했다고 볼 수 있다.

사람의 몸은 기계가 아니기 때문에 단기간에 식습관 하나를 바꾼다고 해서 갑자기 살이 빠지기 어렵다는 사실도 알아야 한다. 식습관을 포함해 나이에 따른 기초대사량 차이, 호르몬 분비의 정도, 생활습관 등 굉장히 다양한 요소에 따라 우리의 몸은 시시각각 변한다. 그렇기 때문에 유행하는 다이어트를 나이 불문하고 시도하는 것은 장기적으로 우리의 몸과 건강을 해치는 위험한 일이 될 수 있다.

마흔, 장기적인 건강을 생각해야 하는 나이

20대에 날렵한 몸을 자랑하던 사람도 서른, 마흔을 넘기면서 몸이 서서히 무너진다. 얼굴이 점점 둥글어지고 허리의 경계가 없어지며, 배도 나온다. 소싯적 탄력 있게 솟아 있던 엉덩이는 중력의 법칙에 따라 끊임없이 아래로 하강한다. 젊을 때는 밤새 술을 마셔도 거뜬하던 몸이 30대, 40대가 되면서 술 몇 잔 마신 다음 날 바로 몸이 무거워진다.

그렇다고 몸 관리를 안 하는 것도 아니다. 오히려 20대 때보다 건강에는 더 신경 쓴다. 몸에 좋다는 음식과 각종 영양제도 다 챙겨먹고 살이 빠진다는 운동법도 곧잘 따라 한다. 유행하는 단식법이나 몸에 독을 빼준다는 각종 디톡스 다이어트에도 도전한다. 그러나 방심하면 또 금세 돌아온다. '다이어트', '뱃살' 이런 말만 들어도 몸과 마음이 지치는 느낌이다. 나이 먹어 몸 관리는 해서 무엇 하나 하는 생각도 든다.

평균 수명이 100세 이상인 요즘 그만큼 우리의 인생도 길어졌고, 그만큼 삶에 대한 책임과 부담감도 늘어났다.

나 자신만 생각하면 되던 20대 때와는 달리 일상에도 많은 변화가 생겼다. 앞으로 어떻게 먹고 살아야 하는지에 대한 고민도 커졌고, 돌봐야 할 가족도 생겼다. 마흔은 앞으로 남은 인생의 여정을 무던히 헤쳐나가기 위해서 건강한 몸만큼 중요한 것이 없다는 사실도 새삼 깨닫게 되는 나이다. 결국 체중을 감량한다는 것도 앞으로의 인생을 좀 더 활기차고 건강하게 살기 위한 차원에서 생각할 수 있어야 한다. 그만큼 다이어트 방법도 달라져야 한다.

몸이 팔팔하고 무엇을 먹어도 살찌지 않는 20대야 무리한 다이어트 후에도 회복이 빠를지 모른다. 그러나 먹고 살기도 고달픈데 몸매까지 관리하기 버거운 30대, 40대에게 무리한 다이어트가 더 이상 무슨 의미가 있을까? 인간의 3대 욕구 중 하나인 먹는 즐거움까지 모두 포기하면서 이루어낸 날씬한 몸이 고단한 삶에 그렇게 큰 즐거움을 줄 수 있을까?

이 책은 앞으로 수십 년 남은 인생을 건강하고, 또 씩씩하게 살아가야 하는 이 땅의 수많은 마흔 즈음의 사람들을 위한 책이다. 그러기 위해서는 왜 나이를 먹을수록 살이 찌는지부터 이해하고, 이를 개선하기 위한 다양한 노력이 필요하다. 그리고 시간은 좀 걸리더라도 장기적으로 건강까지 챙길 수 있는 현명한 체중 감량법이 절실한 때다.

이 책으로 2주, 4주 후 몸매의 급격한 변화를 원한다면 차라리 읽지 않는 편이 좋겠다. 그러나 앞으로의 건강하고 행복한 삶을 원한다면 진지한 일독을 권한다. 이 책을 자극적인 단기 다이어트가 아니라 꾸준히 노력하면 평생 날씬하고 건강한 몸을 유지할 수 있는 '궁극의 건강 유지법'에 대한 책이라 생각해주면 좋겠다.

체중 감량을 위해 각종 비타민, 닭 가슴살, 단백질 파우더, 유산균 캡슐, 탄수화물 차단제 등 많은 먹거리와 약을 달고 사는 현대인들에게 조언한다. 이 책에서 소개하는 현명한 식습관만 제대로 지킬 수 있다면 다이어트에 좋다는 각종 영양제와 보조제를 강박적으로 챙겨먹지 않아도 충분히 날씬하고 건강하게 살 수 있다. 무너질 대로 무너진 몸은 지금부터 조금씩 일으켜 세우면 된다. 삶은 길다. 조급하게 생각하지 말자.

앞으로의 건강한 당신의 인생과, 또 건강한 당신이 지켜야 할 소중한 사람들의 인생을 응원한다.

앞으로의 당신의 새로운 인생을 응원하며
2014년 여름, 오한진

차례

프롤로그 매일 무너지는 몸을 걱정하는 당신께 · 5

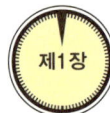

제1장 마흔의 다이어트는 이제 달라져야 한다

:: 20대와 40대의 몸은 다르다 · 17
:: 마흔의 다이어트는 목적이 다르다 · 20
:: 세상을 살아내기 위한 몸을 만들어야 한다 · 24
:: 2주, 4주로 완성되는 몸은 없다 · 32

마흔의 다이어트, 이것부터 먼저!
물만 먹어도 살 찌는 체질, 방법이 있을까? · 40
소중대少中大 식사법만 지키면 단백질 파우더, 유산균 캡슐 안 먹어도 된다 · 43

제2장 다이어트에 대한 개념부터 다시 정리하라

:: 운동으로 살 뺄 생각 접어라 · 49

마흔의 다이어트, 이것부터 먼저!
자투리 운동, NEAT · 56
똑똑한 뇌를 만드는 운동, 뉴로빅(neurobics)에 주목하라 · 60

:: 배가 나오는 진짜 이유 · 63

마흔의 다이어트, 이것부터 먼저!
일상 속에서 실천할 수 있는 스트레스 해소법 · 69

:: 몸 망치고 싶은가? 그럼 단식하라 · 75
:: 싸구려 음식이 내 몸을 싸구려로 만든다 · 81

마흔의 다이어트, 이것부터 먼저!
MSG, 소금보다 낫다 · 88

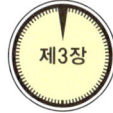

제3장 20년 전 몸으로 돌아가는 다이어트 11계명

:: 마음부터 챙기자 · 95
:: 살 빠지는 호르몬을 자극하라 · 99

마흔의 다이어트, 이것부터 먼저!
수면 부족이 비만을 부른다 · 106
다이어트 호르몬에 도움을 주는 음식과 비타민 · 108

:: '귀차니즘'에서 벗어나자 · 115
:: 자존감의 균형을 맞추라 · 120

:: 현재에 감사하라 · 127
:: 2개월 이상 반복하라 · 132
:: 나만의 타임 테이블을 만들어라 · 136
:: 미네랄을 보충하자 · 140
:: 물을 우습게 보지 말라 · 148
:: 더 이상 귀한 몸을 마루타로 만들지 말라 · 154

| **마혼의 다이어트, 이것부터 먼저!**
| 다이어트의 다양한 방법과 변화 양상 · 160

:: 요요 없이 2년만 유지하자 · 164

| **마혼의 다이어트, 이것부터 먼저!**
| 다이어트 기본 마인드 셋 · 169

:: 느끼고, 마음먹고, 행동하자 · 171

| **마혼의 다이어트, 이것부터 먼저!**
| 비만의 인지행동 치료의 단계 · 175

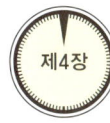 **제4장 평생 다이어트의 시대, 우리가 간과하고 있는 것**

:: 위 밴드, 마지막 선택일까? ·181

> **마흔의 다이어트, 이것부터 먼저!**
> 다양한 체지방량 측정법 ·187
> 고도비만 환자의 수술적 치료 방법 ·191

:: 비만과 암의 상관관계 ·196
:: 남성성을 잊지 말자 ·201
:: 음식 중독은 단순한 보상욕구다 ·205
:: 내 아이의 비만 치료 ·210

에필로그 행복은 멀리 있지 않다 ·215

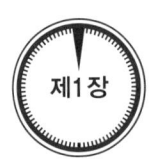

제1장
마흔의 다이어트는 이제 달라져야 한다

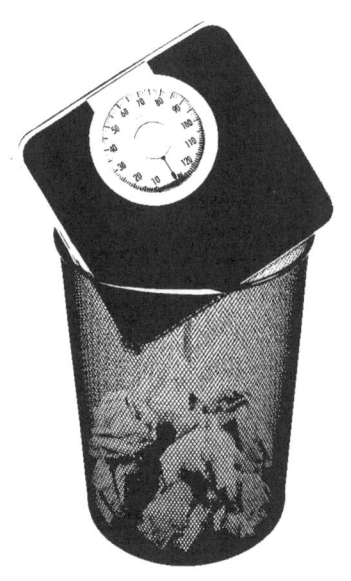

✓ **20대와 40대는 몸부터 다르다**

✓ **이제는 인생을 버틸 몸을 가꿀 때!**

대부분의 사람들이 다이어트를 무한 반복하면서도
가장 중요한 문제를 간과하고 있다.
20대에 할 수 있는 다이어트와
40대에 할 수 있는 다이어트는 근본적인 차이가 있다.

20대와 40대의 몸은 다르다

살을 빼겠다고 찾아오는 40대 여성 중에는 20대에는 군살 하나 잡히지 않는 날씬한 몸매였다면서 '저 원래 안 이랬거든요'라며 억울함을 호소하는 사람이 많다. 이들은 대부분 30대 중반에 들어서면서 한 치수 큰 옷을 사고, 몸무게가 5~6kg 늘고, 허리 사이즈도 2~3인치 늘어났다.

이들은 한결같이 식습관이나 생활습관에 변화를 준 적도 없는데 왜 살이 찌는지 이유를 모르겠다고 말한다. 원래 날씬한 체질이라 지인들의 부러움을 샀지만 이제는 속상해서 옷을 사러 가기도 싫단다. 날씬해서 뭐든 잘 어울린다는 칭찬을 점원에게 듣던 때가 언제였는지 기억도 나지 않는다는 푸념도 늘어놓는다.

사실 20대 때와 비슷한 체중을 유지한다 해도, 40대가 되면 복부와 옆구리, 팔뚝 등에 붙은 살이 빠지지 않아 체형에 변화가 생긴다. 모두 '나잇살' 때문이다. 나잇살은 말 그대로 나이를 먹었다는 이유 하나만으로 찌거나 빠지지 않는 살이다. 이런 현상은 의학적으로 어떻게 설명할 수 있을까?

▶ **나잇살이 찌는 이유**

20대 때는 하루, 이틀 굶기만 해도 2~3kg은 쉽게 빠진다. 밤새도록 술과 안주를 실컷 먹어도 다음 날 몸무게에 큰 변동이 없다. 그런데 30대가 지나면서 이제는 회식 날 맥주 몇 잔만 마셔도 다음 날 1kg 정도는 우습게 찐다. 도대체 이유가 뭘까?

이유 없는 결과는 없다. 나이를 먹을수록 살이 찌는 이유는 바로 '기초대사량' 때문이다. 20대는 생명 유지를 위해 필요한 최소한의 에너지량인 '기초대사량'이 높은 시기다. 또한 20대는 운동량이 많은 환경에 노출되는 시기이며, '성장 호르몬'도 많이 분비되는 시기다.

성장 호르몬은 몸의 모든 기관을 성장시키는 역할을 하는 호르몬으로 신체의 모든 기관을 활발하게 움직이게끔 한다. 성장 호르몬의 분비는 기초대사량 증가에도 큰 영향을 미친다. 나이가 30

대, 40대에 접어들며 성장 호르몬의 분비는 20대보다 현저히 떨어지게 되고, 기초대사량 또한 줄어들어 자연스럽게 '나잇살'이 찌는 것이다.

나이를 먹을수록 성 호르몬 분비가 줄어드는 것도 나잇살이 찌는 주된 요인이다. 성 호르몬이 줄어들면 남녀 모두 복부에 지방이 쌓이게 된다. 근육량도 줄어든다. 근육량 감소는 곧 대사량의 저하를 뜻한다. 대사량이 떨어지는데 20대와 똑같은 활동량을 유지하면 에너지 소비량이 적어져 당연히 살이 찐다. 살이 찐다고 쫄쫄 굶어봤자 수분만 빠지고, 근육량만 감소될 뿐 근본적인 체중 감소 효과를 보기 힘든 것이다.

마흔의 다이어트는
목적이 다르다

　미국 대통령 링컨은 "나이 마흔을 넘긴 사람은 자신의 얼굴에 책임을 질 줄 알아야 한다"고 말했다. 사람이 나이를 먹고, 젊은 시기가 지나면 얼굴에 그대로 자신의 인생이 나타나기 때문이다. 우리의 몸도 마찬가지다. 나이 마흔의 몸은 지난 40년 동안의 자신의 생활습관이 차곡차곡 적립된 집합체나 다름없다.
　당신의 현재 몸은 어떤가. 팔다리가 가늘고 배만 나왔는가, 상체 비만인가, 하체 비만인가. 주로 일을 앉아서 하는 사무직이거나 자주 술을 마시고 식사를 불규칙하게 하는 사람의 경우 배가 나올 확률이 크다. 살이 찌면 운동보다 굶기부터 하는 사람의 경우 보통 근육량이 적고 체지방이 많은 '마른 비만'일 경우가 많다.

▶ 왜 다이어트 하는가?

여성의 경우 대부분 미혼 때부터 무수히 많은 다이어트를 경험한다. 결혼을 하고 출산을 경험하기도 한다. 출산이라는 인생의 거사를 치른 후 여자의 몸은 급격한 변화를 겪는다. 출산 후 스트레스로 식욕이 늘어서 쉽게 살이 찌기 때문에 다이어트를 반복한다. 그러나 자녀를 양육하고, 집안일을 하고, 또 본인의 일까지 하는 여성일수록 스트레스와 피로 때문에 건강하고 균형 있는 몸매를 유지하기가 어렵다.

그래서 많은 여성들이 유행하는 다이어트에 쉽게 집착한다. 친구가 다닌다는 헬스장을 따라 끊고, 수영장을 다니고, 살이 빠진다는 한약도 먹는다. 하지만 곧 헬스장은 뜨거운 물이 나오는 샤워장으로 전락하고, 한 달 동안 수영장을 간 횟수는 손으로 꼽을 정도다.

살이 빠진다는 한약을 끼니 때마다 열심히 먹었지만 한두 달 정도 식욕이 줄어들며 몸무게가 2~3kg 정도의 변화를 겪나 싶더니, 한약을 끊자마자 오히려 4~5kg 정도 체중이 늘어난다. 매년 이런 시행착오를 반복하다 보니 돈도 돈이지만 허무감이 든다. 잦은 다이어트로 몸에는 무기력함이 자주 찾아오고, 기본 체력도 떨어진다.

남성도 마찬가지다. 20대에는 2주 정도만 노력해도 복근이 드러날 정도로 효과가 컸는데 나이를 먹으니 도대체 언제 적 이야기였나 싶다. 업무상 저녁에 음주를 하는 경우가 아니더라도, 퇴근 시간 전에는 자신도 모르게 술 약속을 잡게 된다. 그냥 집에 들어가기 허전하고 외롭기 때문이다. 미혼은 아내가 없어서 외롭고, 기혼자는 아내가 기다리는 집으로 즐겁게 돌아가기가 망설여진다. 그래서 일부러 귀가 시간을 늦추기 위해 버릇처럼 매일 술을 먹는다. 책상에 앉아 있으면 가끔은 숨도 잘 안 쉬어진다. 무엇인가가 몸에 가득 쌓여 답답한 느낌이다.

두둑한 뱃살을 만지면 살을 빼야겠다는 생각이 들지만 피로감이 심해 따로 시간을 내어 운동하기도 쉽지 않다. 그래서 늘 마음은 앞서지만 실패하기 쉬운 것이 바로 중년의 다이어트, 마흔의 다이어트다. 시작은 늘 호기롭지만 끝은 참담하다.

이처럼 나이가 들면 들수록 체중을 감량하기란 젊을 때보다 더욱 어려워진다. 몸도 마음도 예전만 못하고, 무엇보다 먹고살기가 바쁘고 힘들다. 때문에 따로 몸 관리를 위한 시간을 내기는 더욱 힘겹다. 그렇다면 그동안 무너질 대로 무너진 지친 몸을 이끌고 이대로 살아야 할까? 생각만 해도 우울하다.

누구나 마흔 즈음이 되면 생에 대한 책임과 부담감이 커진다. 배우자나 돌볼 가족이 있는 경우에는 더욱 그러할 것이다. 앞으로의 생계에 대한 고민과 자녀 양육에 대한 걱정과 불안감이 스트레스로 작용해 마흔의 건강을 더욱 악화시킨다. 그러나 자신만 믿고 따르는 가족이나 자녀를 볼 때마다 내가 좀 더 건강해야 할 텐데, 오래 살아야 할 텐데 하는 생각도 든다. 이런 시점에서 현재 당신의 다이어트의 목적은 무엇인지부터 되짚어 볼 필요가 있다.

 마흔의 다이어트, 서른 이후의 다이어트는 이제 단순히 보기 좋은 몸을 갖기 위함이 아닌, 우리에게 주어진 생을 보다 씩씩하고 여유롭게 살아갈 수 있는 '건강한 몸'을 가지는 데 초점을 두어야 한다.

 조각 몸매를 만들 수 있는 체력도 안 되는데 막연히 완벽한 몸을 꿈꾸는 어리석은 생각을 버리자. 끊임없이 요요가 반복되는 허무한 다이어트에서 벗어나 이제는 정말 나 자신에게 필요한 다이어트를 할 수 있어야 한다.

세상을 살아내기 위한
몸을 만들어야 한다

나이를 먹을수록 이전에 없던 질병이 하나 둘씩 늘어간다. 매해 받는 건강검진에서 20대 때는 증상 하나 없이 깨끗하던 결과지가 위염, 고혈압, 지방간 등으로 하나 둘씩 채워지기 시작한다. 나이 먹으면 다 이렇지 뭐, 하고 생각하다가는 평균 수명 100세 시대라고 하는 요즘 어둡고 지친 얼굴, 퍼진 몸을 이끌고 50년은 더 살아가야 할 수도 있다.

끔찍하지 않은가. 요즘 같은 시대에 40대, 50대라고 해서 나이 좀 먹었다며 놀고 쉬는 사람은 아무도 없다. 수명이 늘어난 만큼 우리의 인생은 늘 새롭게 세팅되고, 또다시 시작된다. 그렇다면 기나긴 인생을 끌고 나가기 위해서는 무엇부터 해야 할까. 건강한 몸부터 만들어 두는 것이 최우선이다. 그러기 위해서는 현명한 체중 조절을 통해 비만으로 인한 다양한 질병에 노출되는 것부터 피해야 한다.

▶모든 병의 근원으로 꼽히는 비만

새해가 돌아올 때마다 언론들은 전 국민을 대상으로 새해 목표에 대해 설문조사를 실시한다. 그런데 이 설문조사 결과는 누구나 쉽게 예측이 가능하다. 매년 큰 변동이 별로 없기 때문이다. 남성들은 금연, 여성들은 다이어트가 매년 압도적인 1순위로 확인된다. 특히 여성의 경우에는 평생에 걸쳐 다이어트를 한다고 할 만큼 체중 조절을 위해 많은 시간과 돈을 들이고 있다.

하지만 이런 뻔한 설문조사 결과에는 다른 의미가 담겨 있다. 즉, 대부분의 사람들이 매년 금연이나 체중 조절을 시도하지만 번번이 실패하고 있다는 사실이다. 기획재정부 발표에 따르면, 우리나라는 경제협력개발기구OECD 30개 회원국 중에서 비만 인구 비율이 비교적 낮은 수준으로 확인되었다. 하지만 최근 들어 비만 인구는 꾸준히 늘어나고 있으며, 특히 젊은층에서 더욱 증가하는 현상을 보이고 있다. 또 이로 인한 사회적 비용 지출도 크게 늘어나고 있다. 몇 해 전 국민건강보험공단의 발표에 따르면 과체중과 비만으로 인한 총 사회경제적 비용은 1조8100억 원에 달한다.

이렇듯 비만은 사회경제적인 비용이 소요될 뿐 아니라 위험한 질병을 초래하는 원인이라는 점에서 더 큰 문제가 된다. 비만은 고혈압, 당뇨병의 직접적인 원인이며, 이로 인한 합병증으로 뇌졸중, 심근경색, 협심증을 일으키기도 한다.

혈압이 올라가는 기전은 3가지가 있는데 자율신경계의 작용에 문제가 발생하면 혈압이 증가한다. 교감신경과 부교감신경으로 구성된 자율신경계의 조화가 스트레스에 의해 깨지면, 아드레날린과 코르티솔 등의 여러 신경전달물질이 증가하면서 혈압이 올라간다. 나트륨 과다 섭취도 고혈압의 주원인이 된다. 나트륨은 짠맛을 내는 원소이며 삼투압이 높은 원소라 늘 물을 가지고 다닌다. 즉 나트륨이 많아지면 수분이 우리 몸에 많아지고, 이는 바로 혈압을 올리는 원인이 된다.

신장에 있는 혈압과 연관된 레닌 안지오텐신이란 물질에 의해서도 혈압이 올라간다. 몸이 비만한 사람 중에는 나트륨 섭취에 무감한 경우가 많고, 비만으로 인한 스트레스 때문에 자율신경계의 조화에 문제가 있는 경우가 많다. 그래서 비만 환자는 혈압이 높아질 가능성에 항시 노출되어 있다.

당뇨병도 비만한 사람에게서 가장 많이 발생한다. 몸이 비만하면 우리 몸의 췌장에서 분비되는 인슐린의 사용에 문제가 발생하기 때문이다. 인슐린을 제대로 이용할 수 없기 때문에 당분을 사용할 수 없는 상황이 되고, 당분이 소변으로 빠져 나가게 된다. 이를 당뇨병이라고 부른다. 그래서 식사를 통해 당분(탄수화물)을 섭취해도 인슐린이 제대로 작용하지 않아 계속 배가 고프고, 또 혈액 속의 당분이 빠져나가게 되니 체중이 계속 줄어드는 것이다.

당뇨병이 장기간 지속되는 경우 합병증이 발생하고, 이 합병증 때문에 우리의 몸은 심각한 위험에 빠지게 된다. 주로 혈관 합병증이 발생하는데 손이나 발의 혈관에 문제가 생기면서 감각신경에 이상을 유발한다. 따라서 뜨거운 감각과 아픈 감각이 적어지고, 다쳐도 잘 모르게 된다. 이를 '당뇨발'이라 부르는데, 이렇게 다치면 대부분 혈액 순환의 장애 때문에 심각한 경우 발목이나 다리를 절단할 위험에 처하게 된다. 눈의 망막 혈관에 문제를 유발해 시력을 잃게 하고, 신장에 단백뇨를 유발하는 합병증으로 인해 투석 치료나 신장 이식을 고려해야 할 상황이 발생하기도 한다.

비만은 고지혈증도 유발한다. 고지혈증이란 몸속의 콜레스테롤이 많아지는 것을 말하는데 콜레스테롤이 많아지면 혈관의 내벽 세포에 축적이 되면서 혈관의 탄력성을 줄이며, 또 한편으로는 혈관 용적이 좁아지는 상태가 초래된다. 이를 동맥경화라 하고, 이런 상태가 되면 혈관의 신축성이 떨어져 혈압의 변화에 따라 혈관이 막혀버리는 현상이 발생할 수 있다.

콜레스테롤은 크게 '나쁜 콜레스테롤'로 불리는 저밀도 지단백질(Low-Density Lipoproteins, 이하 LDL)과 '좋은 콜레스테롤'로 불리는 고밀도 지단백질(High-Density Lipoproteins, 이하 HDL)로 나뉜다. 몸에 LDL이 많으면 혈액 속의 다른 성분들과 함께 '죽상편(피떡이라고도 부른다)'이라는 단단한 물질을 만들어 동맥혈관 벽 안쪽을 막아 동맥경화를 일으킨다. HDL은 전체 콜레스테롤의 약 4분의 1 정도를 차지하고 있는데 LDL을 간으로 운반하는 데 사용한다. 간은 콜레스테롤을 합성할 뿐만 아니라 분해되는 장소이기 때문에 HDL이 많을수록 심장병과 뇌졸중 예방에 도움이 된다.

최근에는 지방질의 변화를 '이상지질혈증'이라 부르기도 하는데 이는 나쁜 콜레스테롤이 높고, 좋은 콜레스테롤이 낮으며, 중성지방이 높아져 있는 상태를 말한다. 따라서 비만과 동반된 이상지질혈증은 매우 중요하게 관리해야 한다. 이상지질혈증이나 고지혈증을 예방하기 위해서는 식사, 운동, 일상생활과 같은 꾸준한 생활습관의 교정과 조절이 필요하다. 생활습관을 고쳐도 해결되지 않으면 약물 치료가 필요한 경우도 있다.

덧붙이자면 고지혈증의 궁극적인 치료 목표는 나쁜 콜레스테롤을 감소시키는 것이다. 나쁜 콜레스테롤의 목표 수치는 심혈관 질환의 위험도에 따라 다른데, 허혈성 심질환이나 이에 상응하는 죽상경화성 질환(심장혈관의 동맥경화)이나 당뇨병이 있는 경우, 또는 비만이나 흡연 같은 심혈관 질환 위험인자가 동반된 경우에는 100mg/dL 미만으로 조절하도록 권고된다.

최근에는 고위험군에서 70mg/dL 이하로 조절하는 경우에 추가적인 이점이 더 있다는 보고가 있다. 좋은 콜레스테롤이 낮은 것 또한 독립적인 심혈관 질환의 위험인자다. 따라서 이를 예방하기 위해서 남자는 40mg/dL 이상, 여자는 50mg/dL 이상으로 유지하는 것이 중요하다.

좋은 콜레스테롤을 높이는 가장 좋은 방법은 주기적인 운동이다. 운동은 고지혈증으로 인한 동맥경화를 억제하여 전체 사망률의 20~25%를 줄일 수 있다. 또한 혈중 중성지방의 증가는 비만과 연관이 높지만 비만과 상관없이 과한 알코올 섭취, 당분의 과다 섭취와도 연관이 있다. 결론적으로 고지혈증 예방을 위해서는 무엇보다 체중 감량이 우선되어야 한다. 적절한 식사 요법과 함께 규칙적인 운동을 통해서 체중을 줄이도록 해야 한다.

고혈압, 당뇨, 고지혈증이 비만과 함께 공존하는 경우를 '대사증후군'이란 병명으로 부른다. 이런 경우에는 심각한 합병증으로 인해 일상생활 자체에서 큰 고통과 불편에 처할 수 있기 때문에 나이를 먹을수록 체중 조절에 각별한 노력이 필요하다.

▶세상을 살아내기 위한 몸 만들기

비만하게 되면 우리 몸은 이처럼 다양한 질병에 노출된다. 긴 인생을 건강하고 즐겁게 살기 위해서는 일단 다양한 질병으로부터 나 자신을 지켜낼 수 있는 체력을 길러야 한다. 그 기본이 바로 체중 조절이다.

다이어트를 통해 멋진 외모를 갖게 되고, 또 이전보다 건강해지는 것은 다이어트가 주는 커다란 즐거움이자 이익이다. 그러나 막연히 날씬해져야지, 건강해져야지 하고 생각만 하거나, 혹은 극도로 절제하는 고통스러운 다이어트에 돌입하기보다는 자연스럽게 살이 빠질 수 있는 습관을 들이고, 이를 평생 습관으로 가져가는 것이 무엇보다 중요하다.

단기간의 혹독한 다이어트로 잠시 멋진 몸매를 얻는다 해도 신체의 균형이 무너지고 장기적으로 건강을 해친다면 이 모든 것이 다 무슨 소용인가. 이제는 앞으로 남은 인생을 건실히 버틸 수 있는 몸을 가꿀 때다.

평생 골골대며 살아갈 것인가, 아니면 건강하고 거뜬하게 이 한 생을 보낼 것인가. 이는 온전히 당신의 선택에 달려 있다.

2주, 4주로 완성되는 몸은 없다

　최대한 빨리, 효율적으로 다이어트를 해서 날씬한 몸을 가지고 싶은 사람들에게는 미안한 말이지만, 날씬한 몸을 유지하기 위한 길에는 사실 지름길이 없다.
　2주 완성 다이어트, 4주 완성 다이어트 등 시중에 나온 수많은 다이어트 서적의 열혈 독자들에게도 미안하지만, 당신이 2주 동안 만든 몸은 '온전한 당신의 몸'이 아니다. 본래의 몸으로 돌아가기 전 잠시 스쳐 지나가는 '불완전한 몸'일 뿐이다. 2주 동안 죽을 고생을 해서 감량에 성공했지만 단 며칠 긴장의 끈을 놓아버려 말짱 도루묵이 된 경험이 다들 있지 않은가?
　요요 없이 오랫동안, 식탐과 싸워야 하는 고통이 없는 진정한 의미의 다이어트는 장기 마라톤에 비유할 수 있다. 우리의 몸은 기계가 아니라서 알게 모르게 다양한 환경적인 요소들이 체중에 적용된다. 그래서 단기적으로 절식을 하거나, 1주, 2주 동안 혹독한 운동을 해서 만든 몸은 결코 오래 유지하기 힘든 법이다. 나이가 들수록 이런 요요 현상은 더 심해진다. 앞서 말한 것처럼 이유는 간단하다. 20대까지 왕성하게 분비되던 성장 호르몬의 양이 급격하게 줄고, 이에 따라 기초대사량이 현저히 떨어지기 때문이다.

아직 우리에게 남은 인생이 창창하니 조급하게 생각하지 말자. 성급하게 감량을 시작하기 전에 일단 주변부터 돌아보자. 냉장고 속 음식부터 집 곳곳의 운동 기구까지 주변 정리부터 서서히 시작해보자. 지금부터라도 식습관과 환경을 서서히 정비해나갈 수 있다면 아직 희망은 있다. 무엇보다 유행하는 다이어트를 따라 하기보다 몸에 무리를 주지 않으면서도 서서히 날씬한 몸을 가질 수 있는 장기적인 다이어트 습관을 가져야 한다. 다이어트에 성공하려면 무엇보다 기본에 충실해야 한다는 점을 잊지 말자.

▶완만한 단식기를 지켜라

다이어트 전에 단식을 시작하는 사람들을 보면, 내 환자의 경우 제대로 성공하는 사람들은 서서히 시작해

끝날 때도 서서히 끝낸다. 즉 단식을 시작하는 날부터 '자 이제 시작하니까 안 먹어야지'가 아니라 식사량을 점점 줄여서 천천히 단식의 단계로 들어간다. 또 단식이 끝나는 과정에서도 갑자기 그동안 못 먹은 거 먹어보자는 태도로 음식에 달려드는 것이 아니라 서서히 간단한 음식부터 먹어가며 단식 상태에서 벗어나는 것이다. 이렇게 완만한 단계로 단식을 하면 인체는 영양 공급 중단이라는 위협을 별로 느끼지 않아 지방을 과잉 축적하는 반발작용이 일어나지 않는다.

▶ **일상생활 속 운동량에 주목하라**

두 번째로는 꾸준히 기초대사량을 상승시키는 방법이 있다. 아무것도 하지 않고 가만히 앉아 숨만 쉬어도 소모되는 에너지의 양이 바로 기초대사량이다. 기초대사량은 쉽게 말해 몸속 장기가 활동하는 것 외에 몸의 근육량에 비례해 증가한다. 그렇기 때문에 부적절한 단식으로 근육량이 줄어들면 기초대사량은 당연히 떨어지게 된다.

사람이 나이를 먹게 되면 자연스럽게 근육량도 감소한다. 젊을 때보다 기초대사량이 떨어지니 결국 같은 양을 먹어도 예전보다 살이 잘 찌는 것은 당연한 이치다. 나이를 먹을수록 가만히 앉아서 단식을 하며 굶을 것이 아니라 적정한 근육 운동을 항시 동반해야 한다. 그렇다고 헬스장에 가서 무리한 근육 운동을 하라는 것이 아니다. 일상 생활 속에서 움직임 정도만 증가시키면 무리한 운동을 하지 않아도 생활 속에서 기초대사량을 충분히 늘릴 수 있다.

미주리 주 컬럼비아 대학 연구진은 운동과 관련된 새로운 권고안을 발표한 바 있다. 전화를 걸거나 노는 아이들을 바라보는 것 같은 단순한 일상생활도 앉아서 하지 않고 서서 한다면 칼로리 소모를 두 배로 늘릴 수 있다.

▶ **약쟁이가 되지 말라**

그리고 이제는 제발 비만 치료제에 대한 환상을 버려야 한다. 요즘 비만 치료제라고 나온 것 중에 인체의 지방 흡수를 방해하는 약이 있는데, 이 약으로 크게 효과를 본 사람은 없는 것 같다. 왜 그럴까? 한국인의 비만은 서양인과는 다르게 지방의 과잉 섭취가 주된 원인이 아니기 때문이다.

한국인의 비만은 과도한 당질, 즉 포도당 섭취가 원인이다. 하루에 섭취하는 전체 칼로리에서 서양인들이 당질로 섭취하는 비율은 4~50%가 넘지 않는다. 미국인들은 30% 정도만이 당질로 섭취하고 지방의 비율이 거의 30%에 육박한다. 이런 식단에서 지방 흡수를 막는 약은 당연히 효과적일 수밖에 없다. 하지만 전체 칼로리의 70%를 당질로 섭취하는 한국인에게 지방 흡수를 막는 약이 얼마나 큰 도움이 되겠는가. 다이어트에 도움이 되기는커녕 계속 설사만 일으킨다. 지방 흡수가 떨어지면서 대변이 매우 묽어지기 때문이다. 이 약의 부작용이 바로 지방변, 설사다.

다른 약도 마찬가지다. 탄수화물 흡수를 억제시킨다는 약도 일시적인 효과가 있을 뿐이지, 약만 믿고 자신이 먹는 음식의 양을 조절하지 못한다면 장기적으로 보았을 때 결국 다이어트에는 별 도움이 되지 못한다.

'먹고 싶은 피자, 치킨, 빵 다 드세요. 이 약만 먹으면 괜찮습니다'라는 광고 문구야말로 허황되기 짝이 없다. 살 빠진다는 약을 먹어본 경험이 있는 사람이라면 백 번 공감할 것이다. 먹고 싶은 것 다 먹어도 약만 먹으면 살이 안 찌는 그런 마법의 약은 세상에 존재하지 않는다.

다이어트 약이라고 내성이 없을 것 같은가? 양약이니 한약이니 살이 빠지는 약을 장기 복용하면 몸의 체질 자체가 약에 의존하는 체질로 바뀌게 되는 무서운 결과를 초래할 수도 있다. 평생 먹을 자신이 없다면 처음부터 먹지 않고 살 수 있어야 한다.

평생 다이어트 약을 달고 사는 약쟁이가 되고 싶은가? 몸에 좋다는 비타민 챙겨먹기도 귀찮은 것이 현실이다. 매일 비만 치료제를 달고 살고 싶지 않다면 이제 더 이상 약에 대한 의존은 버리고 내 몸이 어떤 식으로 살이 찌는지를 먼저 알아야 한다.

▶ **단맛과 멀어져라**

그리고 무엇보다 '단맛'에 대한 기대감과 환상을 과감히 버릴 수 있어야 한다. 한국인 중 과도한 비만 환자의 미각을 확인해본 결과 단맛을 느끼는 정도가 떨어져 있고, 단맛에 대한 선호도가 일반인보다 훨씬 높다는 보고가 있다. 이는 비만 환자가 일반인에 비해 더 많은 포도당을 섭취하게 된다는 의미다.

한국인은 밥 때문에 살이 찐다고 말할 수 있을 정도로 탄수화물과 당분을 과도하게 섭취한다. 물론 적당한 탄수화물 섭취는 에너지 생성이나 피부를 위해서 필요하다. 하지만 매끼 식사가 탄수화물 위주로 되어 있다면 일일이 칼로리를 계산할 필요는 없어도 내가 하루 종일 어떤 영양소를 중심으로 식사를 했는지는 체크해볼 필요가 있다.

도대체 왜 당질의 과도한 섭취로 인한 비만이 생기는가? 앞에서도 언급했지만 인체는 당질(포도당)을 지방의 형태로 저장한다. 또 혈당이 일정 정도 이상으로 상승하면 나오는 호르몬이 바로 인슐린인데 이 인슐린은 포도당을 지방으로 변환시키는 역할을 한다. 대부분의 칼로리를 당질에서 얻는 한국인의 경우 항상 식후에는 고혈당이 되고, 당연히 인슐린 분비로 이어져 지방으로 변환된다. 이런 식단 때문에 한국인 중에는 비만과 당뇨를 동시에 앓는 환자가 많다. 이는 어찌 보면 당연하다. 역사적으로 지방이 풍족한 식사를 할 수 없었던 한국인의 유전자는 포도당을 지방으로 변환시키는 데 익숙한 것이다.

당분이 주는 단맛도 문제가 된다. 인류의 진화과정 내내 입안의 달콤함은 위장 속으로 당분이 들어간 후 혈류로 흡수될 것임을 나타내는 신호였다. 항상 기아에 시달리던 인간에게 단맛에 대한 선호는 어찌 보면 당연하다. 지방을 축적하고 혈당을 높여 활동 에너지를 만드는 경험적 효과에 의해 단맛의 선호는 꾸준히 증가되어 온 것이다.

최근에는 서양식 식단이 널리 보급되면서 포도당의 지방 변환에 능한 한국인에게 지방 자체가 풍족하게 공급되는 사태가 벌어졌다. 그러다 보니 소아 비만 환자가 급증하고 있다. 햄버거나 돈가스 같은 기름진 음식을 서양인과 한국인이 같이 먹어도, 한국인이 서양인보다 더 살이 잘 찌는 경향이 있다. 게다가 초콜릿이나 사탕, 과자와 같은 정백당이 많이 첨가된 단 음식들에 대한 선호도는 당질의 섭취를 더욱 증가시킨다. 이는 타는 불에 기름을 붓는 격이다.

사람의 몸은 기계와는 달라서 단순히 몇 가지 수칙만 지킨다고 해서 이상적인 모습으로 변하지 않는다. 다이어트를 한다는 것은 단순히 칼로리를 줄이거나 격한 운동으로 체중을 감량하는 것이 아니다.

건강한 삶을 위한 '궁극의 다이어트'는 건강하게 살을 빼겠다는 의지와 끈기, 그리고 장기적으로 자신의 생활습관을 건강하게 바꾸는 것에서 기인한다. 일단 기본만이라도 머릿속에 넣어두고 자신의 평소 식생활과 행동 패턴을 꼼꼼히 점검해보자.

● 마흔의 다이어트, 이것부터 먼저!

물만 먹어도 살 찌는 체질, 방법이 있을까?

"저는 물만 마셔도 살이 쪄요."

다이어트를 할 때마다 실패한다는 환자들의 단골 멘트다.

안타깝지만 실제로 '살이 잘 찌는 체질'은 정말로 있다. 유전적으로 살이 찌기 쉬운 체질을 타고날 수 있다는 말인데 이와 관련된 것을 '비만 유전자'라고 한다.

비만과 연관된 유전자는 매년 새롭게 확인되고 있고, 벌써 수십 개의 비만 유전자가 밝혀진 바 있다. 미국 루이빌대학 보건대학원의 키라 테일러 박사의 연구에 따르면 유럽 태생의 남녀 5만7000여 명을 대상으로 심혈관과 대사에 관여하는 2000개 유전자의 5만여 돌연변이를 분석한 결과, 5개 유전자가 복부비만과 관계가 있는 것으로 확인되었다. 이 5개 유전자는 모두 복부비만의 기준이 되는 허리-엉덩이둘레 비율 WHR waist-to-hip ratio 을 증가시키는데, 이 중 3개는 남녀 모두, 2개는 여성의 WHR 증가와 연관이 있었다. 허리둘레를 엉덩이둘레로 나눈 수치인 WHR이 여자는 0.85, 남자는 0.9 이상이면 복부비만으로 간주한다.

비만 유전자가 있는 사람이 튀긴 음식을 먹을 경우 그렇지 않은 사람보다 살이 찔 확률이 두 배라는 연구 결과도 있다. 하버드대 보건대학원 연구진이

3만 7000여 명을 분석한 결과 튀긴 음식을 주 4회 이상 먹은 실험 대상자들 가운데 비만 유전자를 가지고 있어서 비만 위험 수치가 높은 사람들은 그렇지 않은 사람들에 비해 체질량지수가 증가할 확률이 두 배나 컸다. 이는 비만 유전자가 그만큼 체질량지수 변화에 끼치는 효과가 상당하다는 것을 보여준다.

이처럼 객관적인 수치를 따져봤을 때 유전적인 영향이 비만에 영향을 준다는 것은 어느 정도 증명이 된 셈이다. 하지만 다행스럽게도 이는 확률적인 수치이기 때문에 유전적인 요인이 비만이 되는데 절대적인 영향을 끼치는 것은 아니다. 가족력에서 비만을 발견한 사람들도 많지만, 오히려 비만 유전자를 타고나지 않은 사람들보다도 날씬한 몸매를 유지하는 사람도 많기 때문이다. 새로운 연구 결과에 따르면, 결국 비만을 확정 짓는 것은 후천적인 요인이라는 것이 밝혀졌다.

아무리 살이 잘 찌는 체질이라 하더라도, 타고난 비만 유전자를 철저히 통제할 수 있는 식단을 유지한다면 선천적인 비만은 결국 통제가 가능하다. 적절한 신체 활동은 덤이다. 즉 결과적으로 살이 찌는 문제를 일으키는 것은 유전자가 아니라, 곧 그 사람이 먹는 것 그 자체라는 말이다.

한 쌍의 비만 유전자를 보유한 사람들의 식습관에 대한 데이터를 수집한 연구 결과는 유전적인 요인보다 먹는 것 그 자체가 그대로 몸에 적용된 정직한 결과를 보여준다. 지극히 당연한 결과이지만 상대적으로 고지방 식품을 먹는 남녀가 예상대로 비만이었다. 그렇다면 그들은 지방을 얼마나 많이 섭취했을까? 놀랍게도 전체 식단의 41%가 지방이었다. 이보다 지방을 낮게 섭취하는 경우에는 그만큼 비만이 되는 경우가 드물었다.

  우리 몸 최적의 영향 균형을 유지하기 위한 지방량은 식사의 20~30% 정도다. 쉽게 말해 '기름기 있는 음식'은 의식적으로 적게 먹는 것이 좋다. 자신이 원래부터 살이 잘 찌는 체질이라면 자신에게 어떤 음식이 해로운지를 알고, 의식적으로 피하는 습관을 들이는 것이 무엇보다도 중요하다. 살 찌는 공포에서 벗어나고 싶다면, 먹고 싶은 것을 다 먹고, 후회하고 좌절하고, 다음 날 또 굶고 하는 악순환의 고리를 먼저 끊어내야 한다. ●

● 마흔의 다이어트, 이것부터 먼저!

소중대(少中大) 식사법만 지키면
단백질 파우더, 유산균 캡슐
안 먹어도 된다

다이어트를 할 때 아침은 양껏 먹고, 점심은 일반식을 섭취하며, 저녁은 아주 조금 먹거나 굶는 편이 좋다는 식사법이 흔히 권장된다. 하지만 음식의 양보다는 음식의 종류에 주의해야 한다.

내가 몇십 년 동안이나 몸소 실천해오던 식사법이기도 하고, 비만 환자들에게 추천하는 식사법으로 소중대 少中大 식사법이 있다. 이는 음식의 종류를 구분해서 먹을 수 있으면, 굳이 저녁 식사량을 극도로 줄이지 않아도 되는 식사법이다. 쉽게 말해 아침에는 탄수화물을 소량으로, 점심에는 단백질을 배가 찰 정도로, 저녁에는 채소를 배부를 때까지 먹는 방법이다. 아침에는 밥 한 숟가락 정도의 탄수화물을, 점심에는 단백질 위주의 식사를, 저녁에는 채소를 양껏 먹는다.

밥이나 밀가루와 같은 흰색 탄수화물은 섭취한 후 30분이면 모두 신체에 소화, 흡수되기 때문에 실제로 내가 아침에 먹는 밥의 양은 한 숟가락 정도다. 여자 손으로 반 주먹을 채 넘지 않는 양이다. 기타 다른 반찬은 짜지 않게 골고루 먹으면 된다.

점심은 대부분 단백질 위주로 식사한다. 두부나 살코기, 달걀 위주의 식단으로 먹는다. 단백질은 위장에서 소화되기까지 적어도 4시간 이상이 소요

되기 때문에 점심을 단백질로 든든하게 먹으면 저녁까지 쉽게 배가 고프지 않다.

저녁에는 뿌리, 줄기, 열매 채소를 양껏 먹는 것으로 식사를 대신한다. 뿌리 채소로는 당근과 우엉이 좋으며, 줄기 채소로는 시래기, 열매 채소로는 가지가 좋다. 하루에 채소를 얼마나 섭취해야 하는가를 묻는 환자들이 많은데 보통 작은 접시로 4~5접시 정도 채소를 가득 차게 담아 먹으면 충분하다. 우리 몸에 필요한 식이섬유나 비타민 등을 보충할 수 있는 양이다. 저녁에 한꺼번에 먹기가 힘들면 아침이나 점심식사에 채소류를 곁들여 먹으면 된다.

소중대 식사법을 제대로 지킬 수 있으면 다이어트를 할 때 마치 필수적으로 먹어야 하는 것처럼 추천되는 단백질 파우더는 별도로 섭취할 필요가 없다. 단백질을 따로 섭취하기가 어렵다고? 편의점에만 가도 두부나 달걀 정도는 손쉽게 구입할 수 있다. 유명하다는 단백질 파우더를 비싼 돈을 주고 산 후에 맛이 비려서 제대로 못 먹고 버리느니, 단백질이 풍부한 음식을 잘 찾아먹는 편이 더 경제적이며 건강 면에서도 이득이다.

요즘 건강과 다이어트에 도움이 된다는 유산균 제품도 음식으로 충분히 대체가 가능하다. 장에는 본래 어마어마한 수의 세균이 장내 세균층을 이루고 살아간다. 이들 세균에는 유익균과 유해균이 두루 섞여 있는데 유익균이 잘 살 수 있는 장내 환경을 형성해주면 비만 예방에도 도움이 된다.

우리가 입으로 섭취하는 유산균은 장까지 도달하기도 전에 위산과 소화액에 의해 사멸하기가 쉽다. 따라서 많은 양의 유산균을 섭취한다고 해도 장에 도달하는 경우는 아주 미미하다고 보면 된다. 쉽게 말해, 어차피 죽을 유익균을 먹기보다는 유익균이 만들어질 수 있는 음식, 식이섬유가 풍부한 채소를 충분히 먹는 편이 장내 건강에 더 도움이 된다. 시중에 판매되는 유산균 제품인 요구르트와 같은 제품들은 보통 당류가 많이 포함된 경우가 많기 때문에 섭취 전에 주의가 필요하다.

물론 본인의 판단 여부에 따라 단백질 파우더나 유산균 제품을 섭취한다고 해서 건강에 해가 되는 것은 아니다. 도움이 될 수도 있다. 그러나 장기적으로 이와 같은 제품들을 꾸준히 복용하기가 어렵다면 음식으로도 충분히 대체가 가능하니 자신에게 맞는 식사법을 현명하게 선택해볼 일이다. ●

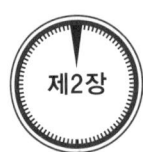

다이어트에 대한 개념부터 다시 정리하라

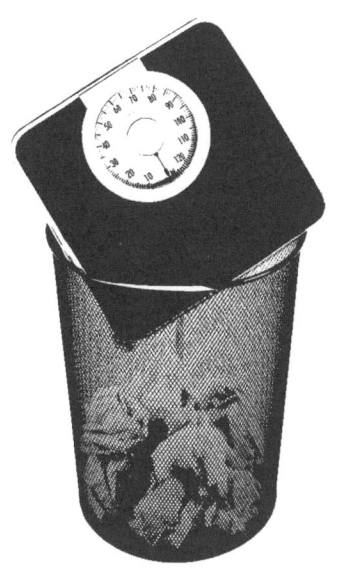

✓ 운동으로 살 뺄 생각은 접어라

✓ 몸 망치고 싶으면 단식하라

운동을 안 하던 사람이
갑자기 한두 시간씩 힘이 많이 드는 운동을 시작하면,
없던 식욕도 더 생기고, 먹어도 먹어도 배가 고프고 늘 허기가 져서
심한 운동을 시작한 초기에는 식사 조절에 실패해
오히려 체중이 증가하는 경우가 많다.

운동으로 살 뺄 생각 접어라

2009년 〈타임〉지에는 '20분 동안 땀 흘리며 뛴 후 음료수를 마시는 것보다 차라리 그 시간에 소파에 앉아 뜨개질을 하는 편이 체중 감량에 효과적'이라는 글이 실렸다. 루이지애나 대학 당뇨 및 대사내분비 과장 에릭 라부신은 2009년 〈타임〉지와의 인터뷰에서 "일반적으로 운동은 정말 쓸모 없다"고 말하기도 했다. 즉, 과도한 운동은 우리 몸에서 활성산소를 많이 생성해 수명에 영향을 주게 되며 운동을 많이 할수록 입맛이 좋아져 더 많은 음식을 먹게 된다는 것이다.

35분간 2.8km 걷기, 30분간 8km 자전거 타기, 15분간 줄넘기 하기, 15분간 2.4km 달리기 등을 해도 소모되는 에너지는 고작

150kcal에 불과하다. 지방 1g은 약 9kcal에 해당된다. 신체의 살 1g은 약 7kcal 정도에 해당한다. 운동으로만 하루에 300kcal를 더 소모한다고 하더라도 이는 약 40g에 불과하다. 개인 차는 있겠지만 한 달 30일 내내 같은 양을 먹고 하루도 빠지지 않고 운동을 열심히 해야 겨우 1.2kg의 감량 효과를 볼 수 있다. 그럴 바에는 차라리 운동을 적당히 하고, 먹는 음식의 칼로리를 줄이는 것이 훨씬 효과적이라 할 수 있다.

 루이지애나 대학에서는 평소 정기적으로 운동을 하지 않는 464명의 과체중 여성을 네 그룹으로 나눠 세 그룹은 일주일에 각각 72분, 136분, 194분씩 트레이너의 지도 하에 운동을 하게 하고, 나머지 한 그룹은 평소대로 생활하게 한 후 6개월 뒤 이들 그룹 간의 체중을 비교했다. 집단 간에는 별 차이를 보이지 않았다. 운동을 한 여성들 일부는 체중이 오히려 4.5kg가량 늘기까지 했다. 어떻게 이런 일이 벌어졌을까? 논문은 보상심리 때문이라고 말하고 있다. 운동을 한 집단의 피실험자 대부분이 실험 시작 이전보다 더 많은 음식을 먹거나 평소보다 집에서 덜 움직였다는 것이다.

 2014년 로욜라 대학 리처드 쿠퍼 교수 팀은 5개 도시(시카고, 자메이카, 가나, 나이지리아, 세이셸)의 남성과 여성 500명씩을 모아 신체 활동과 비만과의 관계를 알아보기 위한 연구를 했다. 비만 인구 비율은 가나의 남성에게서 1.4%, 시카고의 여성에게서 63.8%로 나타났다. 시카고 여성들의 평균 몸무게는 83.4kg, 나이지리아 여성들의 평균 몸무게는 57.6kg이었다. 연구진은 날씬한 나이지리아 여성들이 신체 활동을 더 많이 할 것이라고 생각하고 확인한 결과 두 그룹 사이에 신체적 활동을 통해 소모되는 열량 차이가 거의 없다는 사실을 발견했다. 같은 몸무게에서 어느 정도 열량을 소모하는가를 측정한 결과 시카고 흑인 여성들은 하루 평균 760kcal를 소비했으며, 나이지리아 여성은 800kcal를 사용했다. 이 정도 차이는 통계학적으로 별 의미가 없다.

시카고 흑인 여성이 더 뚱뚱한 것은 신체 활동보다 음식의 영향이 절대적이었다. 쿠퍼 교수는 "신체 활동이 체중 조절에 매우 중요할 것이라 믿고 싶어 하지만 유감스럽게도 그것은 사실이 아니다"라고 말하며, "몸을 움직여 열량을 소모한 만큼 사람들은 더 먹게 된다"고 주장했다. 결국 운동을 하지 않는 것이 비만을 유발하는 주요 원인은 아니라는 것이다. 오히려 운동이 식욕을 더 가중시킬 수 있다는 것. 결국 음식 섭취를 줄이지 않고서는 절대 체중을 조절할 수 없다는 것이다.

다들 경험해 봤을 것이다. 한 시간 동안 러닝머신 위를 뛰며 땀을 빼도 300kcal를 소모하기가 힘들다. 그러나 단팥빵을 한 개 먹는 데는 5분도 채 걸리지 않는다. 이 단팥빵 하나가 300kcal를 훌쩍 넘긴다. 단팥빵 하나 먹자고 러닝머신 위를 1시간 동안 뛸 수 있겠는가?

먹는 것을 운동으로 소비하기란 정말 어려운 일이다. 한 끼 외식으로만 1500에서 2000kcal도 훨씬 넘게 섭취하게 된다. 끼니 대용으로 먹으면 배도 금방 꺼지는 고작 주먹 하나 크기의 햄버거의 칼로리가 얼마나 높은지. 다이어트를 한답시고 매일 칼로리 계산만 하다가 머리를 쥐어뜯어본 적이 있다면 살 빼기란 정말 정신적, 신체적으로 얼마나 힘든 일인지 알 것이다.

직장을 다니면서, 아이를 키우면서 운동은 시간을 내어 하기도 어렵고 힘이 드는 반면 먹는 즐거움은 너무나 쉽고 크다. 또 음식은 보통 맛이 있을수록 지방 함량이 높고, 칼로리가 높다. 이뿐만이 아니다. 예전에 비해 생활이 편리해지고, 몸을 쓰는 일은 점점 줄어들었다. 자연스럽게 근육량도 줄어 일반인들의 하루 기초대사량은 1200kcal를 넘을까 말까 하는 정도다.

체중 조절을 위해 가장 기본이 되는 것은 평소보다 열량이 낮은 식사를 하는 것이다. 하루에 필요한 열량(칼로리)보다 약간 낮게 정하여 섭취하는 것이 중요하다. 통상적으로 남자는 1200~1500kcal, 여자는 1000~1200kcal로 정하고, 이 중에 탄수화물 50~60%, 지방

25~30%, 단백질 25~30% 정도로 구성되도록 하면 좋다. 좀 더 쉽게 정리하면 지방은 적고, 탄수화물(당분)도 적은 식사를 하는 것이 좋다. 채소와 해조류가 포함되고 지방이 적은 육류, 저지방 우유와 통곡물로 만든 음식을 주로 섭취하는 것이 좋다.

▶ **운동과 식욕의 악순환을 끊는 법**

현대인은 구석기 시대의 인간들에 비하면 영양적으로 굉장히 풍부한 시절을 누리고 있다. 고기를 먹고 싶으면 사냥을 나가야 하고, 멀리 떠나고 싶으면 짚신을 갈아 신어가며 사나흘을 걸어 다닐 필요도 없는 현대인에게 가장 필요한 것은 운동이 아니라 식사 조절이다. 먹은 열량(칼로리)을 그만큼 소모할 수 없다면 그만큼 많이 먹지 않는 것이 중요하다.

적당한 노력으로는 짧은 기간 동안 살을 빼기 어렵다는 사실부터 겸허히 받아들이자. 벼락치기는 오래가지 못한다. 천천히 인내심을 가지고 노력을 기울어야 한다. 일일이 칼로리 계산하기는 머리 아픈 노릇이니 2~3일 정도만 자신이 하루 동안 먹은 음식의 칼로리를 가늠해보자.

그럼 운동은 효과가 없으니 그냥 식사만 조절하면 되는 것인가. 내가 앞서 기초대사량에 대해 이야기한 바 있다. 움직이지 않고 식사만 조절하면 자연스럽게 기초대사량도 떨어진다. 그렇기 때문에 가장 이상적인 방법은 식사 조절을 하면서 적당한 운동을 병행하는 것이다. 너무 뻔한 소리 같다고? 생각해보자. 보통 다이어트를 한다고 하면 운동부터 하자는 생각에 헬스장을 끊는다. 첫날, 둘째 날 무리하게 운동을 한다. 그런 다음에는 힘들어서 앓아 눕거나 오히려 체중이 늘어난다. 운동을 하는데 왜 체중이 늘어나느냐고?

 운동을 안 하던 사람이 갑자기 한두 시간씩 힘이 많이 드는 운동을 시작하면, 없던 식욕도 더 생기고 또한 먹어도 먹어도 배가 고프고 늘 허기가 져서 심한 운동을 시작한 초기에는 식사 조절에 실패해 오히려 체중이 증가하는 경우가 많다.

 그렇기 때문에 성공적인 운동을 위해서는 최대한 힘이 적게 드는 운동을 서서히 하면서 2주 정도 먹는 음식의 양을 줄이는 일이 우선되어야 한다. 천천히 먹는 양을 줄이기 시작하면서 체중 감소가 시작될 때 운동의 강도를 조금씩 높이는 게 가장 좋은 운동법이다.

 배가 고프다고 느끼는 것은 위 자체에서 느껴지는 것일 수도 있지만, 우리의 눈에서 또는 뇌에서 느껴지는 것일 수도 있다. 따라서 진짜 배가 고픈 것인지, 기분상 허기진 것인지를 잘 가려야 하며, 위장의 허기만 채워야지 기분상의 허기(눈과 뇌에서 느껴지는 허기)까지 채우려 해서는 안 된다.

평소 음식을 많이 먹던 사람은 일단 식사량을 줄인 후에 운동을 시작해야 운동 후 폭식으로 인한 다이어트에 실패할 확률이 줄어든다. 일주일 운동하면서 안 먹는다고 안 먹었는데 체중이 그대로거나 더욱이 조금 증가한 경우에는 좌절하기 쉽다.

정말로 체중 감량을 원한다면 적어도 한 달 동안은 살이 빠지거나 말거나 계획대로 밀고 나가는 것이 가장 중요하다. 이미 말하지 않았는가. 단기 다이어트란 없다.

다이어트는 무조건 장기전이다. 규칙적으로 먹는 양을 줄이면 결국 살은 빠지고 체형은 변하게 되어 있다. 마음이 앞서는 운동보다는 식이요법과 병행되는 운동을 꾸준히 해야 체중 감량에 성공한다는 것을 명심하자. 운동만으로는 절대로 살을 뺄 수 없다.

● 마흔의 다이어트, 이것부터 먼저!

자투리 운동, NEAT

　미주리컬럼비아 대학의 연구진들은 운동과 관련된 새로운 권고안을 발표한 바 있다. "활발한 운동에 사용되는 30분이라는 시간보다 일상생활의 나머지 시간이 더 중요하다. 전화하기, 아이들이 노는 것을 바라보는 일 등을 되도록 이면 일어서서 해보자. 이렇게 하면 칼로리 소모량이 두 배로 증가한다."

　이렇게 '비운동성 활동에서 소모되는 에너지'를 'NEAT Nonexercise Activity Thermogenesis'라고 하는데 이는 수면, 식사, 스포츠 활동을 제외한 활동에서 소비되는 에너지를 말한다. 예를 들어 걸어서 출근하기, 타이핑하기, 청소하기 등에 소모되는 에너지가 바로 NEAT이다. 개인별 NEAT는 거주 환경이나 직업, 체중, 성별 등에 따라 다르게 나타나지만 NEAT가 하루 총 에너지 지출에서 차지하는 비중은 운동이 차지하는 비중보다 훨씬 크다. 사람이 하루에 활동하는 시간을 16시간이라고 할 때, 의식적으로 운동하는 시간을 빼고 대부분이 비운동성 활동에 할애되기 때문이다. 따라서 NEAT를 증가시키는 것만으로도 충분히 비만을 예방할 수 있다는 뜻이다.

　그러므로 출근길이나 퇴근길에 30분 내외 거리는 걸어보자. 조금 먼 곳은 자전거 이용을 고려해보자. 신호등이나 버스 정류장에서 기다릴 때도 가만히 서 있지만 말고, 왔다 갔다 움직여보자. 걷거나 뛸 때는 힘차게 팔을 젓고 먼

쪽으로 돌아가자. 그냥 걷는 것보다 조금이라도 빠르게 걷는 것이 좋다.

초고층이 아닌 이상 엘리베이터 이용은 하지 말고 걸어서 계단을 오르자. 컴퓨터 등 책상에서 작업할 때는 수시로 의자를 치운 상태로 서서 일하자. 다른 사람들이 이상하게 쳐다볼 수도 있겠지만. 점심시간에 실내에서 수다나 떨지 말고 옥상이나 거리에서 햇볕을 쬐고 조금이라도 움직이자.

기혼 남성들은 집안일을 아내에게만 맡기지 말고 내 일처럼 생각하며 능동적으로 해보자. 쓸고 닦고 나르고 씻고. 얼마나 능동적인가. 아내에게도 듬뿍 사랑을 받을 것이다.

축구선수 박지성도 집에서 TV를 보며 실내 사이클을 탄다고 한다. 눕기보다는 앉기, 앉기보다는 서 있는 자세를 취하고, 일상 속에서 가장 기본이 되는 4가지 운동을 골고루 할 수 있다면 굳이 헬스장에 가서 소중한 시간을 낭비할 필요는 없을 것이다. 일상생활의 자투리 시간을 잘 활용하는 것만으로도 충분한 운동 효과를 누릴 수 있다. 아래 자투리 시간을 활용하기 위한 4가지 운동법을 소개한다.

첫째, 걷기는 지구력을 높여주고 근력 운동을 위한 기초체력을 만들어 주는 등 모든 운동의 기본이다. 집안일이나 출퇴근길, 업무 중, 쇼핑 등 일상적 활동 중 걷기를 통해 하루 1만 보 이상을 유지해보자. 1만 보 걷기는 쉬운 일은 아니지만 습관을 들이면 얼마든지 가능하다. 최소 30분을 기준으로 하지만 한 번에 30분이 불가능하면 두세 번에 나누어 실천해도 좋다.

둘째, 근력 운동이다. 근력 운동이라고 하면 보통 헬스장에 있는 커다란 운동 기구들을 떠올리지만, 타월이나 물통 같은 간단한 도구나 자신의 체중을 이용해 집에서도 충분히 할 수 있다. 팔굽혀펴기, 윗몸일으키기 등과 같은 운동만으로도 복부, 등, 어깨, 가슴 등의 상체 근육과 허벅지 근육같이 몸의 중심축을 구성하는 큰 근육을 강화시키는 데 도움을 줄 수 있다. 평소 장을 보러 갈 때 자전거를 타거나 검도 등 평생 취미로 삼을 수 있는 운동을 꾸준히 하는 것도 좋은 방법이다.

셋째, 심혈관 강화 운동이다. 이 운동은 유산소 운동 시 속도와 강도를 높여서 일정 시간 동안 심장 박동을 빠르게 하는 운동을 말한다. 예를 들면 단순히 걷는 것 이상의 파워 워킹이나 잠깐 동안 달리기를 섞어서 운동하는 것을 말하며, 이는 지방을 줄일 뿐만 아니라 심장 기능을 개선하고 혈압을 낮추는 효과가 있다. 일주일에 4~5회, 30~60분 정도 규칙적으로 시행하면 좋다.

최근에는 일주일 치의 운동을 한 번에 몰아서 하는 것도 비슷한 효과를 낼 수 있다는 것이 확인되었다. 따라서 토요일이나 일요일을 이용해 약 3~4시간의 등산을 하는 것도 좋다.

운동으로 최대한의 효과를 얻기 위해서는 주당 2000kcal를 소모하는 것이 바람직하다. 이 정도를 소모하려면 조금 빠르게 걷기(시간당 7km)로 하루 40분씩 5일간의 운동이 필요하다. 2000kcal 이상을 소모하는 운동은 건강상 별로 이득이 되지 않는다고 알려져 있다. 자신의 상태에 따라 주 3~5회의 운동이 적당하다.

마지막으로, 유연성 운동인 스트레칭이다. 스트레칭은 근육의 긴장을 풀어주고, 관절의 유연성을 개선하여 부상을 예방하는 효과가 있다. 특히, 운동 전의 준비 운동은 운동효과를 높여줄 뿐만 아니라 정신적 이완 효과도 있으므로 빠뜨리지 말자. 매일 꾸준히 하루 5분 동안 스트레칭을 하는 습관은 건강에도, 다이어트에도 큰 도움이 된다. ●

● 마흔의 다이어트, 이것부터 먼저!

똑똑한 뇌를 만드는 운동,
뉴로빅(neurobics)에 주목하라

    뇌도 다른 모든 근육들과 같이 운동을 하고 자극을 줄수록 보다 건강한 상태로 유지될 수 있다. 우리 몸을 관장하는 뇌가 건강하면 건강과 다이어트에도 자연스럽게 큰 효과를 줄 수 있다. 듀크 의대의 신경학과 교수이자 뇌 운동인 이른바 '뉴로빅neurobics'이라는 것을 창안한 로렌스 캐츠 박사에 따르면 "활동적인 두뇌는 보다 많은 화학전달물질을 생성하여 뇌세포를 생동감 있게 만든다"고 했다.

    또한 뇌 운동이라는 것이 반드시 책을 많이 읽거나 신문의 퍼즐을 맞추거나 하는 것만을 의미하는 것은 결코 아니며, 일상생활에서 간단하게 행할 수 있는 일들을 변화시키는 것을 의미한다고 했다. 예를 들면 평소와는 다른 손으로 양치질을 한다거나 혹은 아침 출근길에 평소와는 다른 길을 택해서 간다든지 하는 등의 간단한 변화만으로도 얼마든지 뇌세포에 활력을 불어넣을 수 있다는 것이다.

    이는 평소에 애용하던 엘리베이터를 타는 대신, 계단을 걸어 올라가는 것 자체도 뇌를 자극하는 효과적인 행동이 될 수 있다는 것이다. 또한 우리의 뇌는 오감에 의해 자극을 받기 때문에 두뇌 운동에 가장 효과적인 방법은 다름 아닌 사교적인 활동이며, 두뇌에 가장 치명적인 활동이 바로 TV 시청이라고 했다. 화분에 물을 주고 화단을 가꾸는 것은 '뉴로빅'에 포함되지만 화단 가꾸기 비디오테이프를 시청하는 것은 뇌 활동에 큰 도움이 되지 않는다는 것이다.

역기를 들면 근육이 형성되는 것과 마찬가지로, 근육은 대뇌로 입력되는 정보에 따라 역할을 하는 신체기관이기 때문에 운동을 하면 뇌가 더욱 유연해진다고 한다.

최근 0교시 체육 수업(1교시가 시작되기 전에 실시하는 아침 운동 수업)의 중요성과 효과도 세간의 관심 대상이다. 미국 시카고 네이퍼빌 고교에서는 수년간 아침 정규 교과 수업 전에 강도 높은 0교시 체육 수업을 실시한 결과 1999년 TIMSS(수학·과학 학업 성취도 국제비교평가)에서 과학 1위, 수학 5위의 성적을 기록하는 등 놀라운 효과를 보았다. 0교시 체육 수업 후 학생들의 체력과 집중력 향상은 물론 문학, 수학 등 주요 과목에서 꾸준한 성적 향상의 효과를 보았다는 놀라운 사례 보고다.

우리나라의 한 고등학교에서도 기상 후 첫 일과는 체육 활동으로 시작하며, 학생들의 아침 운동이 필수라고 하는데, 이러한 0교시 수업은 격렬한 운동을 통해서 학생들의 두뇌를 학습에 적합한 상태, 즉 깨어 있는 상태로 만들어 주기 때문에 주목을 받고 있다.

혹 공부할 시간도 빠듯한 학생에게 별도의 시간을 할애해서 새벽 운동을 시킨다고 우려할 수도 있지만, 아침 운동의 효과는 생각보다 크다. 실제로 아침 운동을 한 학생들이 체력도 좋아지고, 집중력도 좋아졌다는 보고도 있다. 물론 체질상으로 격한 아침 운동이 맞지 않는 사람도 있으니 몸에는 무리가 가지 않는 수준으로 해야 한다. ●

배가 나오는 진짜 이유

최근 비만 학술지에 사회적 스트레스가 심혈관 질환의 위험요인인 복부지방을 증가시킨다는 연구 결과가 나왔다. 미국 웨이크 포레스트 의과대학의 캐럴 쉬블리 박사는 원숭이 실험을 통해 이 같은 사실을 밝혀냈다.

쉬블리 박사는 암컷 원숭이 41마리를 한 우리에 넣고 32개월간 지방과 콜레스테롤이 많이 함유된 먹이를 주었다. 몇 년간 함께 생활하면서 원숭이들 간에는 위계질서가 생겼다. 그런데 지위가 낮아 공격을 자주 당하고 털 손질도 자주 받지 못하는 원숭이들이 지위가 높은 원숭이들에 비해 복부지방이 많이 쌓이는 것으로 나타났다.

지위가 낮은 원숭이들은 심박수가 높고, 혈관벽에 콜레스테롤 함량이 높은 지방 덩어리 플라크^{Plaque}가 많이 쌓여 있었다. 이들은 난소 기능도 저하된 것으로 나타났다. 이는 사회적 스트레스가 스트레스 호르몬을 분비시켜 복부의 지방 축적을 촉진한다는 사실을 보여주는 것이다.

▶**연속된 스트레스의 위험**

현대인들 중 스트레스를 받지 않는 사람은 없을 것이다. 그리고 사실 스트레스는 우리 몸을 지키기 위해 발전된 방어기전 중 하나다. 긴장을 유발해 우리 몸이 위험 상황에 대해 더 잘 대처하게 만들어주기 때문이다. 예를 들어 산길에서 강도나 들짐승과 마주하는 등 위험한 상황과 부닥치게 되면 스트레스 호르몬이 분비되어 그 상황에 더욱 적극적으로 대처할 수 있게 된다. 때문에 적당한 스트레스는 우리의 삶에 활력을 주기도 한다.

문제는 스트레스가 지속적으로 쌓이면, 다시 말해 긴장 상태를 계속 유지하면 과부하가 걸려 몸과 마음이 지치는 데 있다. 연속적인 스트레스는 건강을 해치고 삶의 질을 떨어뜨린다.

스트레스를 받으면 교감신경이 활성화되고 혈액 내 아드레날린과 코르티솔이 단시간에 분비된다. 스트레스가 해소되면 원래 농도로 감소하지만 스트레스가 지속되면 혈중에서 이런 호르몬이 지속적으로 높은 농도로 유지된다. 다시 말해 지속적인 긴장 상태가 유지되고, 긴장 상태로 인해 우리 몸은 더욱 많은 에너지를 필요로 하게 된다. 때문에 스트레스를 받으면 더 많은 음식을 필요로 하며, 평소보다 많이 먹거나 폭식을 하게 되는 것이다. 즉, 지속적인 스트레스는 그 자체로도 문제이지만, 여러 가지 다른 문제를 동반한다. 폭식은 곧 비만으로 연결되며, 비만은 대사증후군, 당뇨병, 고혈압, 고지혈증과 같은 생활습관병으로 줄줄이 이어진다.

스트레스 호르몬인 코르티솔은 자율신경계를 조절하는 뇌의 시상하부에 작용하여 식욕 중추를 자극한다. 때문에 과도한 스트레스를 받으면 더욱 달콤하고 자극적인 음식을 찾게 되는 것이다.

원래 인간은 달콤한 음식을 좋아하게끔 진화했다. 달콤한 맛을 주는 것은 대부분 탄수화물이며, 탄수화물은 지방이나 단백질과 달리 우리 신체에서 즉시 에너지로 변환된다. 따라서 스트레스를 받으면 초콜릿이나 사탕 등 단 음식을 찾게 되는 것이다. 그리고 자연스럽게 칼로리가 높은 음식을 찾기도 한다.

칼로리가 높은 음식은 우리 뇌에 오피오이드를 증가시킨다. 오피오이드는 우리 몸에서 만들어 내는 생리적 마약이다. 스트레스를 받으면 높은 칼로리의 음식을 찾게 되고, 이로 인해 분비되는 생리적인 마약 때문에 연속적인 폭식 증상이 생기게 된다.

이처럼 스트레스를 받으면 우리 몸은 이에 대처하기 위해 많은 음식을 먹으려고 한다. 그리고 이는 자연스러운 현상이다. 포만감을 느끼면 단발적으로 스트레스가 풀리기 때문이다. 그러나 너무 달거나 높은 칼로리의 음식을 지속적으로 섭취하는 것은 곧 비만의 위험을 불러온다. 또한 이는 건강 악화의 결과를 가져오게 된다.

▶**먹을 것인가, 참을 것인가**

회사에서 스트레스를 많이 받은 날이면 직장인들 대부분은 어김없이 술자리를 찾는다. 칼로리가 높은 음식과 함께 알코올이 포함된 음료를 먹기 위해서다. 그러나 좀 더 장기적으로 생각해볼 필요가 있다.

나는 하루에도 수차례 많은 사람을 만나고 또 후배 의사들을 교육하면서 자주 술자리를 가진다. 이런 중요한 자리에서 음식과 술까지 겹쳐지면 누구라도 피하기 어려운 '먹을 것인가 참을 것인가, 그것이 문제로다' 같은 상황이 반복된다. 이런 경우 자신과의 싸움에서 이기는 방법은 스스로의 양을 정해 놓고 그만큼만 먹는 방법밖에 없다.

다이어트 중에는 술자리에서 재빨리 도망가는 것도 필요하다.

나는 평소 나에게 허용되는 음식의 정량을 지키고자 노력한다. 딱 끼니가 될 만큼만 배를 채우고 그 이상은 절대 먹지 않는다. 거의 매일 술을 마시지만 나이에 비해 몸이 날씬한 이유도 바로 그 때문이다. 술을 꼭 먹어야 하는 경우 안주로 식이섬유가 풍부한 전곡류나 견과류, 또한 과일과 채소 등으로 대체하는 것이 좋다.

사회생활을 하면 스트레스를 받을 수밖에 없다. 금전적인 스트레스, 인간관계에서 받는 스트레스. 하지만 누군가는 이런 스트레스로 고통 받지만, 누군가는 또 무던하게 넘어간다. 이 차이는 개인의 감수성의 정도와 스트레스에 대한 해결 방법의 차이에서 온다.

만약 당신이 지속적으로 자신의 일에서 스트레스를 받는 스타일이라면 직종의 전환을 신중하게 생각해볼 필요도 있다. 또한 자신만의 스트레스 해소법을 다양하게 확보해둘 필요가 있다. 자주 할 수 있는 운동, 취미 생활이 필요하다.

나는 주로 가벼운 운동을 통해 스트레스를 푸는 편이다. 운동은 에너지를 소비해 체중을 줄일 뿐만 아니라 빠른 시간 내 긴장을 해소시키는 방법이다. 자신이 정한 운동량을 달성했을 때 목표 달성의 자신감도 느낄 수 있다. 빠르게 걷기나 달리기 등의 유산소 운동은 행복 호르몬인 세로토닌을 증가시켜 스트레스 해소에 도움이 된다.

이외에도 심한 스트레스를 받으면 아무것도 하지 않고 그냥 침대로 직행해 잠을 푹 자는 것도 좋은 방법이다. 사실 스트레스를 받고도 사람이 아무렇지 않다면 그것도 이상한 일이다. 만약 짜증이 날 정도의 스트레스 상황에 처했다면 일단 즐거운 일을 한번 해보는 것이 스트레스 해소에 도움이 된다. 음악을 듣거나, 영화를 보거나, 또는 시장을 한 바퀴 돌아보며 먹고 싶은 것을 사는 것도 손쉽게 행복해지는 방법이다.

일단 작고 사소한 일에서 행복감을 느끼도록 해보자. 자신이 가치가 있다고 생각하는 일에 참여하는 것도 좋다. 가족을 잠시 잊고 나 자신만을 위해 돈과 시간을 써보는 것도 좋다.

마지막으로 내가 발견한 재미있는 방법 한 가지를 추천한다. 친구가 새로 산 옷이 예쁘다고 생각될 때, 전시회에서 마음에 드는 그림을 발견했을 때와 같이 주변에 있는 무언가를 보고 칭찬을 하거나 감탄을 하는 등 큰 반응을 보이는 것도 스트레스를 잊는 좋은 방법이 될 수 있다.

● 마흔의 다이어트, 이것부터 먼저!

일상 속에서 실천할 수 있는 스트레스 해소법

현대를 사는 사람들은 어떤 형태로든 끊임없이 스트레스를 받고 산다. 지나친 스트레스는 면역력을 떨어뜨리는 등 여러 가지 신체 이상을 일으키는 것으로 알려져 있다. 즉 만병의 근원이 될 수 있다.

스트레스 관리를 위해서는 이를 해소할 수 있는 기술에 대한 교육이 필요하다. 우선 식사와 관련된 스트레스 정보를 확인하고 이때 자신의 행동을 명확하게 알아내야 한다. 이를 위해 자신의 행동 및 식습관을 기록하는 것도 필요하다.

기록지에는 시간과 장소, 스트레스 상황 기록 및 자신의 생각과 행동을 기록해야 한다(표1). 이를 이용해 스트레스 상황을 확인할 수 있을 뿐만 아니라 스트레스에 대한 자신만의 행동을 알아낼 수 있고, 따라서 자신의 반응, 행동을 보다 효과적으로 변화시킬 수 있다.

2012년 3월 3일 토요일

시간	장소	스트레스	음식 섭취	감정·행동
08:45	집	잘 모름.	밥 1그릇, 삼겹살	별 변화 없음.
15:00	사무실	일이 너무 많다.	떡볶이 1접시, 김밥 1줄	짜증난다. 간식 생각난다.
16:50	사무실	응급 업무 발생	카페라테 한 잔	너무 힘들다. 커피 한 잔 마셔야지.
22:00	집	아들 컴퓨터	맥주 2캔	정말 지겹다. 아들놈 때려주고 싶다.

〈표1 스트레스와 감정 기록표〉

스트레스 해소를 위해 시도해볼 수 있는 방법들은 다음과 같다. 실제로 내가 환자들에게 추천하는 방법이다.

1. 이완 요법

* 호흡

사람은 긴장을 하면 누구나 호흡이 빨라지고 가슴으로 헐떡거리듯 숨을 쉬는 흉식호흡을 하게 된다. 그러므로 스트레스나 긴장을 해소하는 기본적인 방법이 바로 깊고 규칙적이며 느린 호흡을 하는 것이다. 먼저 허리와 가슴을 곧게 펴고 편안한 마음으로 3~4초간 숨을 들이마시고 또 4~5초간 숨을 내쉰다. 위 속에 공기를 채우는 마음으로 숨을 쉬는 것이 요령이다. 그러나 너무 무리하게 가슴에 압박감이 느껴지도록 할 필요는 없다. 한 번에 약 5분 정도 실시하는 것이 좋다.

* 명상

명상은 일종의 자기암시다. 자기암시를 통해 과도한 긴장을 해소하고, 혈액순환을 원활하게 하며 뇌혈관을 수축시킬 수 있다. 따라서 감정이 안정되고 집중력이 향상되므로 심리적 불안이나 긴장을 자주 하는 사람들에게 효과가 있다. 주변 자극이 없고 조용하며 편안한 장소를 택해 바닥에 눕거나 머리를 기댈 수 있는 의자에 앉은 후 눈을 감고 심호흡을 하면서 다음과 같은 생각을 해본다.

① 마음이 편안하고 안정된다.
② 팔다리가 편안하고 묵직하게 느껴진다.
③ 팔다리가 따뜻하다.
④ 심장이 조용하고 규칙적으로 뛰고 있다.
⑤ 편안히 숨쉬고 있다.
⑥ 이마가 서늘하게 느껴진다.

위의 순서대로 진행해도 좋고 자기만의 단계별 상상을 해도 좋다. 하루 3회 정도, 한 번에 약 5분 정도 실시한다.

✱ 스트레칭

스트레칭은 관절을 부드럽게 해주어 운동성을 높여준다. 근육의 질병을 예방할 뿐만 아니라 스트레스나 긴장으로 근육의 통증이 유발되는 것을 막을 수 있다. 아래와 같은 방법을 참고하자.

① 양손을 깍지 껴 손바닥이 위로 가도록 하고 천천히 위로 뻗어 올린다.
② 양손을 허리에 대고 숨을 내쉬면서 허리를 뒤로 젖힌다.
③ 허리를 앞으로 숙이며 손끝을 양 발의 끝에 댄다.
④ 손을 허리에 대고 양다리를 앞뒤로 벌린 후 살짝 앉았다 서며 다리에 반동을 준다.
⑤ 엎드려 양손을 앞으로 뻗은 후 가슴이 뜨지 않게 바닥에 붙인다.
⑥ 누워서 자신의 다리를 들어 머리 위쪽의 바닥에 닿도록 구부린다.
⑦ 양다리를 뻗은 채로 앉아 머리가 다리에 닿도록 앞으로 구부린다.
⑧ 양다리를 벌리고 앉아 가슴이 바닥에 닿도록 최대한 앞으로 구부린다.
⑨ 양다리를 벌리고 앉아 한쪽 다리 위로 번갈아 자신의 상체를 붙여본다.

✱ 바이오피드백(생체자기제어법)

특정한 생리적 현상에 대한 정보를 확인하고 그 활성도를 스스로 조절할 수 있도록 하는 방법이다. 근육의 긴장과 이완에 따른 근전도의 변화를 눈이나 귀로 확인할 수 있도록 하여 이완을 자유롭게 할 수 있게 한다. 또한 맥박과 혈압 근육의 수축, 이완을 자율적으로 조절할 수 있게 되며, 이를 이용해 스트레스 완화와 여러 신체 증상을 줄일 수 있어 유용하다. 예를 들어 운동과 목욕, 마사지나 지압, 최면 요법, 지인과 격의 없는 대화 나누기, 적절한 휴식 등이 이에 속한다.

2. 자기 주장 훈련법

자기 주장 훈련법이란 스트레스 상황에서도 다른 사람을 비난하지 않고, 직접적인 표현을 이용해 자신의 욕구나 생각, 감정을 표현하도록 하는 방법이다(표2). 즉, 객관적 사실만 말하고 비난하지 않도록 훈련하며, '나는' 이란 단어로 시작하는 말로 상대방에게 메시지를 전달해 상대방에게 자신이 원하는 것을 구체적으로 설명하는 방법이다. 이를 잘 이용하면 대인관계에서 오는 스트레스 대처에 많은 도움이 된다.

직접적 감정을 표현한다.	중국집 음식 맛 없을 것 같은데….
	저는 중식을 싫어해요.
비난하지 않는다. '나는' 메시지를 사용한다.	당신이 아프게 했잖아요.
	나는 마음이 아파요.
정확한 상황을 표현한다.	당신이 관심을 주지 않아 상처받았어요.
	당신이 저녁 약속을 거절해서 내 마음이 아팠어요.

〈표2 감정 표현 기법〉

3. 분노 조절법

분노를 표현하지 못하고 마음 깊이 쌓아 놓거나 결국 주변인들에게 부적절한 행동으로 표출하게 되면 많은 문제가 발생한다. 분노 조절은 무엇보다 자신의 감정을 적절히 표현하는 것이 가장 중요하며, 긍정적인 생각 갖기, 심호흡하기, 용서하기 등의 방법을 이용할 수 있다.

4. 약물 치료

비만 환자의 치료는 식사, 운동, 및 행동수정 요법을 먼저 시행하는 것이 원칙이다. 하지만 체질량지수가 25kg/m^2 이상, 또는 23kg/m^2 이상이면서 심혈관계 합병증 및 수면무호흡증이 동반된 경우 비만과 관련된 약물 치료를 시도할 수 있다. 스트레스와 연관된 약물의 치료는 장기간 유지될 수 있으며 치료에 이용되는 약물로는 항우울제와 항불안제 등이 있다. 무엇보다 담당 의사와 상담하여 신중히 결정해야 한다. ●

몸 망치고 싶은가? 그럼 단식하라

40

인류 역사상 최근 100년간의 시대는 가장 풍요롭고 부유한 시기이다. 늘 끼니를 걱정하던 인류가 이제는 지방이 넉넉하게 불어난 허리와 배를 만지며 다이어트를 고민하고 있다.

인간이 동물과 다른 점은 여러 가지가 있지만, 그중 하나는 털이 없다는 점이다. 지상에 사는 동물 중에 털이 없는 동물은 인간이 유일하다. 이에 대해서는 다양한 설이 있지만, 그런 부분은 차치하고, 털의 기능을 대신하는 다른 것이 인간에게는 존재한다. 그게 바로 피하지방이다.

털의 기능은 체온 유지가 핵심인데, 이 기능을 피하지방이 대신하고 있는 것이다. 피하지방은 보온 외에도 인체의 에너지 저장창고 역할을 한다. 지방은 포도당이나 단백질에 비해 분해될 때 두 배 이상의 에너지를 낸다. 그만큼 에너지를 효율적으로 저장할 수 있다. 그래서 인체는 지방이라는 물질을 에너지 저장과 체온 유지 목적으로 몸 안에 저장하기 시작했다.

▶ **인체가 지방에 집착하는 이유**

진화과정에서 인체 내의 지방은 단순히 체온 유지와 에너지 저장고 역할을 넘어서 다양한 기능을 하게 된다. 가장 큰 것은 호르몬이다. 세포막은 이중막 구조로 수용성과 지용성의 양쪽 성질을 지니지만, 지질은 쉽게 투과되고 수용성 물질은 투과를 차단한다.

전신에 신호 전달 역할을 하는 호르몬은 주로 지질 성분으로 되어 있어, 적은 양으로도 전신에 쉽게 작용할 수 있다. 지질로 된 호르몬은 어느 세포나 투과가 가능하기 때문이다. 또 인체는 지질의 비중을 체크해서 일정 수준 이하가 되면 특정 생리 기능을 중단시켜 몸에서 에너지 소모를 줄이는 방향으로 움직인다. 즉 몸이 현재 기아 상태에 있다고 인식하는 잣대가 바로 지방량인 것이다.

예를 들어 체지방이 일정 수준 이하가 되면 생리 불순이 나타나고, 지속적으로 '저지방' 상태에 놓이게 되면 불임이 되기도 한다.

우리는 아주 오래전부터 이런 지방에 집착하며 살아가고 있다. 에너지원의 소모 순서부터 살펴보면 인체에서 에너지는 포도당이 가장 우선적으로 사용된다. 포도당이 소모된 후에는 단백질이 먼저 분해되고, 마지막으로 지방이 분해된다. 물론 에너지로 사용되는 단백질은 잉여분에 한한다.

거꾸로 단식 뒤에나 저영양 상태에서 정상 상태로 돌아오면, 인체는 섭취된 음식으로 가장 먼저 지방 축적과 포도당의 지방 변환을 한다. 항상성 유지라는 명목으로 가장 먼저 지방이 소모된 부분부터 채워나가는 것이다. 마치 지방이 가장 중요한 성분인 듯이 인체는 지방을 축적하기 위해 노력한다.

인류가 탄생한 이래 인류는 오랫동안 기아에 시달리며 살아왔다. 그러다 보니 끼니를 거르는 것이 굉장히 흔한 시절도 있었다. 오히려 끼니라는 개념이 없었던 시절도 있었다. 오죽하면 우리 부모 세대의 아침 인사가 "식사하셨어요?"였을까. 그래서 인간의 유전자는 먹을 수 있을 때 되도록 많이 저장해 놓고, 못 먹을 때 꺼내어 쓸 수 있는 저장고가 필요했다. 지방이 바로 그 저장고였다.

지방은 늘 인간에게 부족했기 때문에 인체는 가능한 한 지방을 모으고 축적하는 장소로 발전했다. 그만큼 지방을 배출하고 소비하는 데는 인색하게 진화되었다.

항상 피하에 존재하는 부분이며 고열량인 지방은 이러한 요구에 부응하여 제대로 역할을 해주었고, 인체는 이런 지방의 축적에 더욱 열을 올리도록 진화되었다. 그래서 지방을 배출하기보다는 흡수하는 쪽으로 진화되며, 포도당도 지방으로 전환해서 저장할 수 있게 되었다. 또 혈당 조절의 한 방법으로 고혈당 상태에서는 혈당을 지방으로 빠르게 전환시켜 축적하는 원원 전략으로 진화되어 온 것이다.

이처럼 지방을 축적하도록 진화돼온 인류에게 갑작스럽게 찾아온 영양 과잉은 비만이라는 거대한 병을 일으키기에 이르렀다. 인간의 유전자가 비만에 대해 적응할 만큼의 시간적 여유가 없었기 때문이다. 모든 성인병의 원인은 비만에서 오며, 비만으로 인한 증후를 모아 대사성증후군이라고 부른다.

▶ 굶으면 실패한다

인간의 몸이 지방 축적에 광적으로 반응하도록 설계되어 있는 이상 단식은 다이어트에 별다른 도움을 주지 못한다. 굶기를 반복하면 지방이 줄어들기는커녕 반발 작용으로 오히려 지방 비율이 더 늘어난다. 처음에 단식을 시작하면 인체는 포도당→단백질→지방의 순으로 분해한다. 포도당과 단백질의 잉여량이 풍부할수록 지방의 분해량은 더욱 적어지고, 더 심하게 굶어야 지방이 분해된다.

단백질 분해 과정에서 굶기를 그만두면 인체는 약간이라도 소모된 지방을 채우고, 거기에 더해 다음 번 기아에 대비해 더 많은 지방을 저장하기 시작한다. 특히 한 번 소모된 근육을 재생하기에는 더 많은 시간이 필요할 뿐만 아니라 신체의 반응도 느리게 만든다.

이렇게 서너 번의 단식과 정상식을 반복하면 체중에 변화가 없어도 근육이 줄어들고, 지방은 늘어나는 마른 비만이 되어버리기 쉽다. 최근 유행하고 있는 간헐적 단식이 효과가 있는 것과는 별개로, 체중 감량과 건강을 장기적으로 보았을 때 간헐적 단식을 오래 하면 마른 비만 체질로 변할 수도 있는 것이다.

단식 때문에 오히려 체지방이 더 늘어날 수도 있다. 게다가 이렇게 몸을 위협하면(영양 공급의 급격한 중단) 몸은 또 다른 기아 사태를 대비해 지방 축적에 더 열중하게 된다. 맞아본 사람이 더 몸을 사린다고 당신의 몸은 종전보다 지방에 대한 집착이 더 커지게 될지도 모른다.

간헐적 단식이 유행한 지 몇 년이 흘렀지만, 간헐적 단식을 하며 살아가는 사람의 10년 후, 20년 후의 몸과 건강 상태에 대해서는 아직 보고된 바가 없다. 살을 빼고 싶다고 무작정 단식을 시작하다가 음식에 대한 집착이 더 커져서 단식 후에 폭식을 한 경험. 다이어트를 여러 번 시도해본 사람이라면 이미 잘 알고 있을 것이다. 그 후에 어떻게 되었는가? 몸무게가 원상 복귀되거나, 혹은 더 늘지 않았는가?

    잊지 말자. 하루, 이틀 정도의 단식은 혼탁해진 몸을 쉬게 하는 효과가 있을지 모르지만, 단순히 체중 감량을 위한 단식의 반복은 결국 당신의 몸을 지치게 만들고 이전보다 더욱 지방에 집착하게 하는 체질로 변하게 만드는 무서운 결과를 가져올 것이다.

싸구려 음식이
내 몸을 싸구려로 만든다

다이어트를 주제로 강연하러 다니며 사람들에게 자주 하는 말이 있다. 원하는 몸을 갖고 싶다면 '싸구려 음식'부터 끊어야 한다는 말이다.

싸고 맛있다는 음식점들의 특징은 대부분 달고 짜고 매운 음식이 대표 요리이거나, 강한 향신료를 사용하는 곳이 대부분이다. 뿐만 아니라 음식의 내용물을 구체적으로 확인하고 나면 놀랄 만한 것들이 많다. 정직하게 경영을 해서 값이 싼 식당도 있겠지만 영양 과잉 시대에 값이 싸고 양이 많다는 식당을 찾는 것은 옳은 일이 아니다. 값이 왜 싼지, 재료는 어떤 것을 쓰는지, 너무 자극적이지 않은지를 먼저 생각해봐야 한다.

이제는 배를 얼마나 채우느냐가 아닌, 무엇으로 어떻게 채우느냐가 식생활의 주요한 화두로 떠올랐다. 다이어트도 마찬가지다. 무조건 적게 먹는 것이 관건이 아니라, 어떤 것을 어떤 방법으로 먹느냐가 중요하다. 가장 먼저 시작해야 할 것은 바로 '자극적인 맛'을 피하는 일이다.

▶ **미각을 되돌려라**

입에 착착 붙는 맛있는 빵도 그 성분을 살펴보면 손대기 무서울 정도로 버터와 설탕이 많이 들어가 있다. 우리가 음식을 먹을 때 곁들이는 소스도 마찬가지다. 대부분의 소스에는 지방 성분이 많이 포함되어 있어서 본래의 음식보다 칼로리가 더 높은 경우도 있다.

한 예가 버터다. 작은 빵 조각에 발라 먹는 버터는 그 자체로 빵보다 훨씬 높은 칼로리를 함유하고 있다. 비빔밥의 맛을 좌우하는 고추장과 참기름도 엄청난 칼로리를 함유하고 있다. 따라서 적당히 줄이지 않으면 엄청난 양의 칼로리를 섭취하게 되는 것이다.

맵거나 짠 음식은 자극적인 맛 때문에 식욕을 돋우고, 또 이 맛을 중화시키기 위해 밥을 더 많이 먹게 만든다. 따라서 자연스럽게 칼로리 섭취가 늘어나게 되고, 몸무게도 쉽게 증가한다. 짜고 매운 음식은 피하는 것이 상책이다.

최근 한 연구 결과를 보면 비만한 사람들은 그렇지 않은 사람들에 비해 맛을 잘 느끼지 못한다고 한다. 따라서 이들은 맛을 느끼는 강도가 낮기 때문에 늘 더 강렬한 맛을 찾게 되고, 이를 중화시키기 위해 더 많은 밥, 즉 탄수화물을 섭취하게 되기 때문에 일반인들보다 더 쉽게 체중이 증가한다.

뿐만 아니라 매운맛에는 짠맛이 포함되어 있다. 매운맛과 짠맛은 모두 나트륨을 많이 함유하고 있다. 나트륨은 수분이 몸속에 더 오래 머물도록 하는 기능을 하기 때문에 체중의 증가가 심해질 뿐 아니라 아침과 저녁의 급격한 체중 차이를 만든다. 쉽게 붓는 원인이 되기도 한다.

이제 서서히 입맛을 심심하게 바꾸어보자. 늘 간이 잘 맞거나 약간 짜다 싶은 음식만 먹다가 음식을 심심하게 만들어 먹으면 며칠간은 밥맛이 없을 수도 있다. 하지만 신기하게도 시간이 지날수록 입맛을 되찾게 되면서 개별적인 음식 재료 본래의 맛을 느낄 수 있다.

가령 설렁탕이나 곰탕에 소금을 넣지 않고 먹고, 소고기나 돼지고기 구이에도 간을 하지 않고 구워 먹어 보자. 나물을 무칠 때에도 소금을 줄이고 식초나 향신료를 이용한다면 훨씬 싱겁게 음식을 만들 수 있다. 단맛이 강한 과일도 최대한 피하는 것이 좋다. 단맛은 짠맛, 매운맛과 함께 중독성이 강하기 때문이다. 음식을 싱겁게 먹으면 서서히 그 음식과 함께 먹는 주식인 밥의 양도 줄일 수 있다. 올바른 식습관이 장기적으로 체중에 긍정적인 영향을 미치는 것이다.

▶ **영양학적으로 음식을 대하자**

체중을 감량한다고 했을 때 밀가루 음식을 병적으로 기피하는 경향이 있는데 꼭 그럴 필요는 없다.

파스타와 잔치국수를 예로 들어보자. 흔히 밀가루 음식을 먹으면 살이 찐다는 생각을 가지고 있어서 다이어트를 하는 사람들은 밀가루로 만든 음식을 먹는 것 자체를 죄악시하는 경향이 많다. 밀의 종류가 다르기는 하지만, 파스타나 잔치국수 역시 밀가루로 만든 것이다 보니 단순히 살찌는 음식으로 생각하기 쉽다.

파스타나 피자는 이탈리아에서 건너온 음식이다. 그런데 이탈리아에서 만나기 힘든 사람이 바로 '뚱뚱한' 사람이다. 남자나 여자, 어린아이나 노인 할 것 없이 적당한 체형, 인심 조금 더 쓰면 '날씬한 몸매'를 지니고 있다. 파스타를 세상에서 가장 많이 먹는 나라인데 왜 비만율이 낮은 것일까?

파스타의 영양적인 효율성 때문이다. 파스타를 '지중해식 다이어트 음식'이라고 하는데, 이것은 파스타가 기본적으로 식물성 음식이므로 살 찔 위험이 적고 어떤 소스를 곁들이느냐에 따라 영양소를 조절할 수 있는 장점이 있기 때문이다.

파스타는 66% 정도의 전분을 함유하고 있는 고탄수화물 식품으로 에너지는 100g(삶지 않은 상태, 1인분)당 325㎉ 정도다. 단백질은 11% 정도 함유하고 있고 지방은 2% 정도로 매우 낮다. 다만 비타민과 미네랄이 적게 포함되어 있다는 단점이 있다.

그러나 파스타에 곁들이는 소스를 잘 이용하면 파스타 한 가지만 먹어도 영양소를 골고루 섭취할 수 있다. 파스타 소스에 비타민과 미네랄이 풍부한 야채, 단백질이 풍부한 콩이나 육류, 해산물 등을 넣을 수 있기 때문에 세상에 존재하는 모든 영양소가 한 그릇 안에 담길 수 있다. 그래서 소스를 얹어 완성한 파스타는 영양학적으로 거의 완벽한 균형을 이루게 된다.

또 파스타는 천천히 소화, 흡수되는 음식이다. 고탄수화물 식품이기는 하지만 파스타의 전분은 글루텐으로 형성된 일종의 그물에 갇혀 있는 형태이므로, 소화와 흡수가 빠른 다른 음식과는 달리 천천히 분해되어 흡수된다. 소화와 흡수가 빨라 칼로리가 지방이 되어 체내에 축적되기 쉬운 패스트푸드와는 다르다.

천천히 흡수되는 음식은 칼로리가 완전 연소되기 쉽고, 몸 안에 여분의 지방이 축적되는 것을 막는다. 점심 한 끼로 토마토 파스타를 먹는다고 해서 다이어트에 치명적인 식사를 했다고 생각할 필요는 없다.

물론 모든 종류의 파스타가 권장되는 것은 아니다. 파스타에 넣는 소스로는 라구소스·베샤멜소스 등이 있고, 또한 치즈까지 듬뿍 뿌려 만든 라자냐는 한 사람 분량이 700㎉ 이상이기 때문에 소스와 치즈에 따라 고칼로리 음식이 될 수도 있으니 면과 곁들여 먹는 부수적인 것들에 신경을 쓸 필요는 있다.

우리가 즐겨 먹는 잔치국수는 어떨까? 잔치국수의 원료인 밀가루 국수는 파스타와 달리 소화, 흡수가 빠른 당 지수가 높은 음식이다. 즉, 혈당을 쉽게 올린다. 따라서 많은 양을 먹으라고 권장할 만하진 않지만, 국수의 양을 줄이고 고명으로 올리는 고기와 계란 등을 잘 이용하면 파스타 못지않게 영양이 균형 잡힌 음식으로 탈바꿈시킬 수 있다.

▶**극단적인 식이요법의 결말**

다이어트를 한다고 해서 음식의 양을 무조건 줄이거나, 탄수화물 음식은 아예 먹지를 않는다든가 하는 극단적인 식이요법을 하게 되면 우리 몸은 영양학적으로 불균형해진다.

 이런 상태가 계속되면 결국 요요가 반복되는 '싸구려 몸'이 되는 것이다.

● 마흔의 다이어트, 이것부터 먼저!

MSG, 소금보다 낫다

글루타민산 나트륨으로 불리는 MSG monosodium glutamate. 식품을 제조, 가공할 때 맛과 향을 증가시키기 위해 사용하는 식품 첨가물이다. 최근 한 TV 프로그램에서 MSG가 들어간 음식을 '나쁜 음식'으로 분류하면서 일반인들에게는 MSG가 유해 물질로 인식이 되어버렸다.

그러나 MSG가 정말로 인체에 유해한 물질인지에 대한 반론도 꾸준히 계속되고 있다. 무엇이 진실일까? 놀랍게도 MSG는 인체에 해롭지 않을 뿐만 아니라 유익할 수 있다.

MSG를 처음 발견한 사람은 도쿄제국대학의 이케다 기쿠나에 교수로 1908년 그는 국물 재료인 다시마를 대량으로 끓이고 졸여 남은 물질의 결정체를 분석해 확인했다. 그는 다시마를 우려낸 국물의 맛이 단맛, 신맛, 쓴맛, 짠맛과 다르다는 것을 인식하고, '우마미'(감칠맛)란 새로운 이름을 붙였다. 감칠맛은 인간이 느낄 수 있는 다섯 번째의 기본적인 맛으로 과학계에서도 인정받고 있다.

감칠맛은 우리 미각에서 오랫동안 지속되는 맛으로, 입맛을 돌게 한다. 감칠맛은 요리의 끝맛을 완성한다. 감칠맛을 완성하는 MSG의 주성분은 글루타민산과 나트륨인데 이 중 글루타민산은 우리 몸에 꼭 필요한 성분이다. 글루타민산은 신체를 구성하는 필수 아미노산의 하나이며, 다시마, 소고기, 토마토와 같은 식품에 포함되어 있을 뿐만 아니라 사람이 태어나 처음 먹는 모유에도 포함된 성분이다.

1913년에는 이케다 기쿠나에 교수의 제자 고다마 신타로가 가쓰오부시에 또 다른 감칠맛 물질이 함유되어 있다는 것을 발견했다. 그것이 바로 핵산(리보뉴클레오티드)의 하나인 이노신산IMP이다. 1957년 구니나카 아키라는 표고버섯에 있는 핵산(리보뉴클레오티드)의 일종인 구아닐산GMP도 감칠맛을 낸다는 것을 알아냈다. 따라서 글루타민산을 많이 함유한 음식이 핵산(리보뉴클레오티드)도 함께 풍부하게 지닐 경우 그 맛의 강도는 두 성분을 합한 수치보다 높다는 것을 알게 된 것이다.

우리가 흔히 먹는 다양한 음식에는 감칠맛을 내는 물질이 포함되어 있다. 글루타민산은 고기와 채소에서 발견되고, 이노신산IMP은 주로 고기에, 구아닐산GMP은 주로 채소에 많이 함유되어 있다. 따라서 MSG와 IMP와 GMP가 많이 포함된 음식일수록 감칠맛이 느껴지는 것이다.

일반인들은 MSG를 단순히 화학 조미료로 알고 있다. 하지만 MSG는 사실 화학적으로 만들어지지 않는다. 우리가 먹는 MSG는 사탕수수를 주원료로 미생물을 이용해 발효시켜 만든다. 이를 발효 조미료라 부르지 않고 화학 조미료라 부르는 이유는 우리나라 식품공전에서 조미료를 분류할 때 천연 재료를 그대로 사용하거나 갈아서 만든 것만 천연 조미료로 분류하기 때문이다. 그 외 나머지는 모두 화학 조미료로 분류한다.

이런 분류법 때문에 일반 소비자들은 마치 MSG를 식품회사가 공장에서 화학적으로 합성해 만드는 것으로 오인하고 있다.

또한 MSG가 유해하다고 알려지게 된 결정적 이유는 바로 '중화요리증후군'이다. 1960년대 MSG가 많이 들어간 중국 요리를 먹은 사람들에게 가슴이 답답하고, 매스껍고 두통 등의 증상이 나타났다는 보고가 있으면서 MSG 공포증이 시작됐다. 하지만 이는 실험을 통해 사실이 아닌 것으로 확인되었다.

1986년 중화요리증후군을 겪었다는 18명을 대상으로 이중맹검(실험자-피실험자 모두 실험 조건을 모르게 진행) 실험을 진행한 결과 MSG가 포함된 음식을 섭취한 후 증상을 보인 사람은 한 사람도 없었다. 이를 근거로 세계보건기구WHO, 호주-뉴질랜드 식품기준처, 일본식품안전위원회 모두 MSG가 안전 성분이라 평가했으며, 미국 식품의약국FDA에서는 MSG를 식품에 첨가하는 한계량(일일 섭취 허용량)을 제한하지 않는 식품첨가물로 기재하고 있다. 일일 섭취 허용량은 사람이 평생 섭취해도 유해 영향이 나타나지 않는 최대 허용 섭취량을 말한다. 최근 우리나라의 식품의약품안전처KFDA도 MSG에 대한 잘못된 인식을 바로잡기 위해 자료를 배포한 바 있다. 학계에서 발표된 2000여 편의 논문도 MSG가 안전한 물질이라는 사실을 증명하고 있고, 지난 100년간 인류가 MSG를 꾸준히 사용해 온 것도 MSG의 안전성을 증명하는 셈이다.

MSG는 음식에 사용하는 소금량을 줄이는 역할도 한다. MSG에 함유된 나트륨량은 소금에 포함된 나트륨의 3분의 1 수준이다. 즉 같은 맛을 내더라도 MSG를 사용하게 되면 소금을 이용할 때보다 훨씬 적은 나트륨을 섭취하게 되는 셈이다. MSG의 저염 효과는 건강관리 측면에선 희소식이다. 식약처는 일반 소금과 함께 MSG를 함께 사용하면 전체 나트륨 섭취를 20~40% 감소시킬 수 있다고 발표했다. 맛소금이 바로 소금과 MSG를 섞은 것이다.

한국인의 고혈압 발생의 주원인 중 하나가 바로 나트륨의 과다 섭취다. 비만도 마찬가지다. 나트륨 섭취를 줄이는 차원에서도 MSG에 대한 효용성을 생각해볼 수 있다. MSG가 포함되었다고 해서 무조건 나쁜 음식, 해로운 음식으로 생각하는 인식의 전환이 필요한 때다. ●

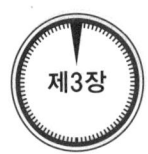

20년 전 몸으로 돌아가는 다이어트 11계명

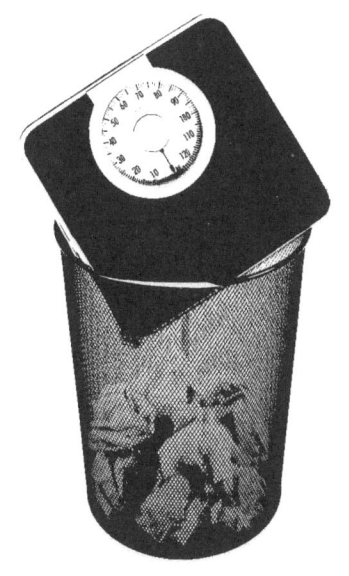

- ✓ 살 빠지는 호르몬을 자극하라
- ✓ 우리의 몸은 다이어트의 마루타가 아니다

일시적인 스트레스일 경우 스트레스 상황에서 벗어나면
스트레스 호르몬인 코르티솔이 감소하게 되지만,
만성적인 스트레스 상황에서는
코르티솔 수치가 떨어지지 않고 계속 높아진 채로 있게 된다.
이렇게 되면 계속적이고 습관적인 식탐 증세가 나타난다.

마음부터 챙기자

우리는 통통한 몸매를 가진 사람에게 "성격 좋아 보인다"라는 말을 많이 한다. 이 말에는 '몸집에 비례해서 마음도 푸짐하지 않을까?' 하는 생각이 담겨 있는 것 같다. 그렇지만 풍성한 몸의 소유자에게 후덕한 인품을 기대하기에는 현대인들의 삶은 매일매일 갈등과 스트레스의 연속이다.

최근 들어 비만이 정신건강 질환, 특히 기분장애와 관련이 크다는 연구 결과가 많이 보고되고 있다. 2008년 피드로바이츠Fiedrowicz 등의 보고에 따르면 외래로 내원하는 조울증 환자의 평균 체질량지수BMI는 30.8kg/㎡로 비만이었고, 2012년 골드스테인 등이 발표한 연구에서도 비만 유병률은 조울증 환자에게서 1.65배, 주요 우울장애 환자에게서 1.58배 정도 높았다.

상식적으로 '기분이 나쁘면 입맛이 떨어져 살이 빠지지 않을까?'라고 생각하기 쉽다. 그러나 오히려 반대일 가능성이 훨씬 높다. 이를 설명하기 위해서는 '스트레스성 식욕'이라는 개념을 알고 있어야 한다.

▶ 우리를 살찌게 하는 스트레스 호르몬

우리 몸이 스트레스를 받으면 가장 먼저 코르티솔이란 스트레스 호르몬이 정상치 이상으로 분비된다. 코르티솔은 대표적인 '스트레스 호르몬'으로 우리 몸과 마음에 가해지는 스트레스에 대항하는 역할을 한다. 즉, 스트레스 상황을 해결하는데 필요한 에너지를 준비하는 것이다. 에너지를 쌓아 놓기 위해 식욕을 증가시키고, 쓰고 남은 에너지는 지방으로 전환해 축적하고 또 한편으로 몸에서의 에너지 소모를 최소화하도록 작용한다. 이런 작용을 통해 가능한 한 최대한의 에너지를 우리 몸에 저장하려는 역할을 한다.

일시적인 스트레스일 경우 스트레스 상황에서 벗어나면 코르티솔 또한 감소하게 되지만, 만성적인 스트레스 상황에서는 코르티솔 수치가 떨어지시 않고 계속 높아진 채로 있게 된다. 이렇게 되면 계속적이고 습관적인 식탐 증세가 나타나게 된다. 따라서 기분이 나빠지거나 스트레스를 받으면 체중이 감소하는 것이 아니라 증가할 확률이 훨씬 높다.

▶ 행복하면 날씬해진다

세로토닌은 '사랑과 행복의 호르몬'으로 알려져 있다. 이 호르몬은 뇌의 시상하부에서 분비되는 신경전달물질 중 하나이며 심신이 안정되도록 도와주고 기분이 좋아지게 한다. 그런데 이 '행복 호르몬'은 먹는 것과도 연관이 많다.

흔히 스트레스를 받으면 '단것이 당긴다'고 하는 사람들이 많은데, 단것을 먹으면 당을 통해 인슐린이 뇌에서 세로토닌의 생산을 활성화하여 기분이 좋아지도록 만든다. 배고프지 않은데도 뭔가 먹고 싶어지고, 음식이 당기는 이유라 할 수 있다. 우리 몸에서 스트레스를 이겨내기 위해 일시적으로 긴급 처방을 내리는 것이다.

최근에는 세로토닌의 이런 작용을 이용해 만들어낸 우울증 치료제가 많이 사용되고 있다. 현재 사용하는 우울증 치료제 중에서 세로토닌 계통의 약물은 세로토닌을 활성화하거나 뇌 속에 더 오래 머물게 하는 작용을 통해서 우울증 환자로 하여금 안정감과 행복함을 느끼도록 도와주는 역할을 한다.

2011년 캘리포니아 의과대학에서 과체중이거나 비만한 여성들을 두 개의 군으로 나누어 한 군에서는 '스트레스성 식욕'을 조절할 수 있는 일명 '마음챙김 프로그램'을 시행하고, 다른 한 군은 이 프로그램을 시행하지 않았다. '마음챙김 프로그램'을 받은 군과 그렇지 않은 군의 코르티솔 농도와 체중 감소 정도를 비교하는 연구를 했는데, 스트레스를 조절하는 프로그램을 받았던 군에 포함된 사람들에게서는 코르티솔의 농도가 감소했고, 복부지방이 줄어든 것으로 확인되었다. 이 연구 결과는 비만을 피하기 위해서는 무엇보다 스스로 스트레스를 조절하는 법과, 마음을 챙기는 방법을 알고, 시행하는 것이 필요하다는 것을 보여준다.

2014년에는 '스트레스가 전염된다'는 연구 결과가 발표됐다. 독일의 막스 프랑크 연구소에서는 실험 참가자들에게 어려운 수학 문제를 풀게 하고, 스트레스 호르몬을 측정한 결과 문제 푸는 모습을 지켜보던 사람 중 26%에서 코르티솔의 농도 증가가 확인되었으며, 문제 푸는 사람과 위치가 가까운 사람의 경우엔 40%나 증가한 것으로 확인되었다. 문제 푸는 사람을 TV로만 보아도 24% 정도 코르티솔의 농도가 증가한 것으로 확인되었다. 이는 간접적으로 스트레스 상황에 노출되어도 신체의 변화를 유발할 수 있다는 의미로 해석할 수 있다.

살 빠지는 호르몬을 자극하라

식욕과 관련된 호르몬으로 렙틴과 그렐린을 빼놓을 수 없다. 렙틴은 지방세포에서 분비되는 호르몬으로 식욕을 억제하고 대사율을 증가시켜 체지방을 일정하게 유지하는 작용을 한다. 살 빼는 데 도움이 되는 호르몬인 것이다. 반대로 그렐린은 위와 췌장에서 생산되고 공복에 분비되는 호르몬으로 허기를 느끼게 하고 무언가를 먹도록 유도하는 작용을 한다.

렙틴과 그렐린은 서로 상반되는 작용을 하여 인체의 대사 균형에 중요한 역할을 하고 식욕과 허기를 조절하여 최적의 식이 섭취 상태를 유지토록 한다. 특히 렙틴은 식욕 억제 작용뿐만 아니라 면역 활동을 촉진하고, 인슐린 과잉 생성을 억제하며, 항우울 작용도 한다.

렙틴은 지방 세포에서 만들어지기 때문에 비만일수록 렙틴의 농도가 높아 살을 빼기에 더 적합하다고 생각할 수도 있다. 하지만, 사실은 그렇지 않다. 렙틴의 농도가 계속 상승하는 경우에는 내성이 생기기 때문이다.

비만일수록 렙틴 저항성(내성)이 있어 렙틴의 분비량이 많더라도 그로 인한 반응은 일어나지 않기 때문에 식욕 저하나 대사율의 증가 또한 일어나지 않는다. 심지어 혈액 중에는 렙틴이 많이 있음에도 불구하고 뇌에서는 렙틴이 부족한 것으로 반응하여 더욱 배고픔을 느끼는 반작용이 일어나기도 한다. 결국 더욱더 살이 찌는 악순환이 나타난다.

성장 호르몬도 비만과 관련이 있는 호르몬이다. 성장 호르몬은 사춘기 때 최고 농도를 보인 이후 매년 조금씩(약 1.4% 정도) 감소하여 60세 이후에는 20대의 50% 이하로 감소한다. 이 같은 성장 호르몬의 감소는 근육량과 근력의 감소, 피부의 위축, 비만, 골다공증, 탈모, 기분 저하 등의 원인이 된다고 알려져 있다. 성장 호르몬의 결핍은 복부지방의 증가와도 관련이 있다는 연구 결과도 있다. 성장 호르몬은 사람의 기분에 따라 분비가 달라진다. 우울증 환자에게서 성상 호르몬이 감소되었으며, 우울 증상에 성장 호르몬 요법을 시행하는 것이 효과를 보이기도 한다.

▶**식욕을 촉진시키는 환각 호르몬**

비만한 사람에게는 식욕을 촉진하는 환각 호르몬의 농도가 일반인보다 더 높다는 흥미로운 연구 결과도 있다. 원시시대부터 인간은 통증 감소의 목적으로 여러 약초를 사용해왔다. 그중 하나가 대마초다. 대마의 잎이나 꽃을 말린 것을 마리화나라 하고, 대마의 꽃대 부분에서 얻은 진액으로 만든 것을 해시시라 한다. 해시시는 마리화나보다 환각성이 더 강하다.

우리나라에서는 예로부터 대마의 줄기를 이용해 만든 삼베로 옷이나 보자기 등 생활용품으로 활용해왔으나, 베트남 전쟁 이후 주한미군이 대마초를 피우던 것이 일반인에게 전해지면서 대마가 환각 목적의 흡연물질로 알려지기 시작하였다. 대마의 주성분은 테트라 하이드로 칸나비놀THC tetra hydro cannabinol이라는 환각물질로 알려져 있다. 하지만 대마초가 우리 몸에서 어떤 작용을 하는지는 잘 알려지지 않다가 20세기 중반 들어 카나비노이드 시스템을 활성화시켜 통증 감소나 환각 등의 효과를 일으킨다는 것이 알려졌고, 우리 몸에서도 스스로 이와 비슷한 물질을 생산해 낸다는 사실도 밝혀졌다. 이를 체내에서 만들어지는 카나비노이드, 즉 엔도 카나비노이드라고 부르는데, 이에 대한 수용체가 뇌뿐만 아니라 지방세포에도 분포하고 있어 식욕 조절과 지방에도 영향을 미치는 것으로 확인되었다.

대마초를 피우면 식욕이 증진되는 것에 착안해 과학자들은 '엔도 카나비노이드의 수용체 작용을 억제하면 식욕을 떨어뜨리지 않을까'라는 생각으로 약을 만들었고, 여러 동물실험에서 식욕 저하와 체중 감소 효과를 나타냈다는 결과를 얻게 되었다. 또한 지방세포에도 엔도 카나비노이드 수용체가 있기 때문에 비만일수록 수용체의 수가 많아지고 엔도 카나비노이드의 농도 또한 증가한다는 사실도 알게 되었다. 즉 지방이 많은 사람의 몸은 엔도 카나비노이드의 농도를 증가시키고, 이는 다시 식욕을 촉진하여 고열량 음식을 먹도록 해 몸을 더 비만하게 만든다는 것이다.

이처럼 우리 몸에서 분비되는 비만과 관련된 여러 종류의 호르몬들은 기분과 밀접한 연관이 있다. 그렇다면 어떻게 해야 체중 감소에 도움을 주는 호르몬이 많아질 수 있을까?

▶ **세로토닌 분비를 높이는 방법**

먼저 세로토닌의 분비를 촉진시키려면 햇볕을 자주 쬐고 심호흡을 하면서 산책을 하거나 밝은 음악을 들는 것이 좋다. 일부러 기분 좋은 상상을 하고 단백질 섭취를 충분히 하는 것도 중요하다. 단백질은 세로토닌과 같은 각종 호르몬의 주원료가 되기 때문이다. 음식 외에도 규칙적으로 생활습관을 고치면 세로토닌 분비를 왕성하게 하여 기분이 좋아지고 체중을 쉽게 줄일 수 있는 몸을 만들 수가 있다.

세계 최대 병원 중 하나인 미국의 메이요 클리닉이 제시한 세로토닌 분비를 높이는 생활 속 실천 방법은 다음과 같다.

첫째, 신체 활동을 왕성히 하라. 몸을 많이 움직이는 것이야말로 기분 전환의 첫걸음이다. 또한 햇볕을 쬐는 것은 세로토닌의 분비를 활성화시켜 기분 전환뿐만 아니라 숙면에도 도움이 된다.

둘째, 잘 먹어라. 육류보다는 콩과 야채, 오메가3 지방산을 함유한 음식이 도움이 되며, 수면을 방해하는 알코올이나 카페인은 피하는 것이 좋다.

셋째, 충분히 자라. 하루 7시간 이상의 수면은 생활에 활력을 준다.

넷째, 스트레스를 조절하라. 하루 일정을 단순화하고 우선순위를 정해 일하라. 휴식이 필요하다면 과감히 여행을 떠나는 것도 좋다.

다섯째, 대인관계를 잘 유지하라. 행복의 키워드는 바로 인간관계다. 그러므로 부정적인 관계를 피하고 남에게 많이 베푸는 습관을 들여라.

　사람은 혼자 있을 때 무의식적으로 먹게 되는 경우가 있다. 스트레스를 받거나 외로움, 두려움, 불안함 등과 같은 부정적 감정에 중추신경계가 반응하면서 식욕을 느끼는 호르몬이 분비되기 때문이다. 이런 경우는 혼자 있을 때 쉽게 먹을 수 있는 음식을 집에 놓지 말고, 일단 15분 정도 참아본 후 견디기 힘들면 양치질을 하거나 껌을 씹어보는 것이 좋다. 하지만 참지 못하고 먹었다고 해서 죄책감을 느끼거나 우울해져서는 안 된다. 이는 앞에서도 이야기 했듯이 살이 찌게 만드는 악순환을 만들 뿐이다.

　내가 배가 고파서 먹는 것인지 아니면 특정한 감정을 잊기 위해 먹는 것인지 확인하는 것이 중요하다. 주로 언제 과식을 하게 되는지 스스로 파악해보아야 한다. 화가 날 때인지, 일에 지쳐 있을 때인지 그 이유를 생각해보는 것이다. 그 순간 내가 정말 원하는 것이 무엇인지 다시 한 번 생각해보는 것도 필요하다. 음식이 아닌 휴식이나 따뜻한 말 한마디가 필요한 것일지도 모른다.

　감정이 나에게 무슨 말을 하는지 들어보자. 통증은 몸에 이상이 생겼으니 돌보라는 뜻이고, 공허함은 마음에 무엇인가가 결핍되어 있다는 의미다. 더 이상 음식으로 채우려 하지 말고 마음을 돌보는 시간이 필요하다.

자신이 심리적인 이유로 과식을 하는 것이라면 이제 음식을 대체할 활동을 찾아야 한다. 평소 화가 날 때 과식하는 습관이 있다면 '다음에 화가 날 때는 친구에게 전화를 하거나 사우나에 가야지' 하고 미리 자신과 약속을 하는 것이다.

우리 사회는 '빨리빨리! 서둘러!'를 외치며 사람들을 몰아가고, 그만큼 사람들의 마음은 급해진다. 빠르지 않으면 뒤처질지도 모른다는 생각이 불안감을 유발하여 '빨리빨리' 습관을 만든다. 그러다 보니 여유가 있을 때조차 급하게 먹게 된다.

음식을 먹고 소화과정을 거쳐 당분이 뇌에 도달해 포만감이 느껴질 때까지는 약 20분 정도 걸린다. 적어도 식사하는 20분간은 여유를 가지고 천천히 먹는 습관을 들여보자. 템포가 너무 빠르지 않은 밝은 음악을 들으면서 식사를 하는 것도 좋은 방법이다. 한마디로 '먹는 즐거움'을 누리는 것이다. 식사하는 시간만이라도 천천히 기분 좋게 음미하며 먹는 습관을 들인다면 우리 몸에서 나오는 살 빠지는 호르몬을 자극할 수 있다.

● 마흔의 다이어트, 이것부터 먼저!

수면 부족이 비만을 부른다

수면 부족은 비만에 큰 영향을 미친다. 흔히 잠을 자지 않고 깨어 있으면 에너지 소비가 늘어나 살이 빠질 것으로 생각하기 쉽지만 오히려 에너지 소비가 정체되고, 깨어 있는 시간 동안 음식도 더 많이 먹게 되어 체중이 가중될 수 있다.

미국 컬럼비아 대학 연구팀이 미국 성인 남녀 9500명을 대상으로 수면시간과 체질량지수를 조사한 결과 하룻밤에 5시간밖에 자지 않는 사람들은 7시간 이상 자는 사람들에 비해 비만이 될 확률이 무려 60% 이상 높았다. 미국 질병통제예방센터CDC가 성인 8만7000명을 대상으로 한 연구에서도 하루 수면시간이 6시간 미만인 사람 중 33%가 비만으로 나타났다.

사람의 뇌에서는 식욕과 관련된 2개의 호르몬인 그렐린과 렙틴이 분비되는데, 그렐린이라는 호르몬은 식욕을 일으키고, 렙틴이라는 호르몬은 식욕을 억제하거나 에너지 소비를 촉진하는 역할을 한다. 건강한 상태에서는 이들 호르몬이 서로 균형을 이루고 있는데 수면이 부족하면 이들 호르몬의 균형이 무너지게 된다. 식욕을 촉진하는 그렐린의 분비가 식욕을 억제하는 렙틴의 분비를 웃돌아 과식하게 만들고, 렙틴이 덜 분비돼 에너지 소비도 그만큼 줄어드는 격이니 살이 찌기 쉽다.

게다가 수면 부족은 달고 짠 음식에 대한 욕구를 강하게 하며, 단백질 식품이나 과일, 야채보다는 밥이나 빵, 과자같이 탄수화물을 많이 포함한 음식을 당기게 만든다. 다이어트와 운동을 열심히 해도 수면 부족에 시달리면 체중 감량에 실패할 가능성이 그만큼 높아지게 되는 것이다.

살 뺀다고 일부로 수면시간까지 줄여가며 운동을 할 필요는 없다. 차라리 주어진 시간에 잠을 푹 자두는 것이 스트레스도 풀리고, 호르몬의 균형을 맞추는 데도 큰 도움이 된다. ●

● 마흔의 다이어트, 이것부터 먼저!

다이어트 호르몬에 도움을 주는 음식과 비타민

비만을 피하기 위해서는 음식을 절제하는 노력이 필요하겠지만 또한 필요한 영양소를 챙겨먹는 것도 중요하다. 어떤 음식을 먹느냐에 따라 살이 덜 찌는 몸으로 만들 수도 있을 뿐 아니라 살이 빠지는 몸이 될 수도 있다. 기분을 좋게 만들고 즐겁게 살을 뺄 수 있도록 도와주는 음식에 대해 알아보자

* 세로토닌 분비 촉진을 위한 음식

세로토닌은 감정 조절에 관여하며 뇌에 포만감을 전달하는 호르몬으로, 분비량이 적어지면 우울증과 비만이 나타날 위험이 있는 것으로 알려져 있다. 기분이 울적해지면 달달한 음식을 먹어 일시적으로 세로토닌을 나오게 할 수도 있지만, 평소에 세로토닌이 잘 분비되도록 하는 음식과 생활습관을 알고 있다면 의도치 않게 단 음식을 폭풍 섭취하는 일이 줄어들 것이다.

'트립토판'과 '오메가3 지방산'이 풍부하게 들어 있는 것들이 세로토닌의 분비를 촉진하는 음식이다. 트립토판은 필수 아미노산의 하나로 세로토닌을 만드는 원료가 되는 물질이다. 트립토판이 많이 함유된 음식으로는 치즈, 우유, 바나나, 두부, 땅콩, 계란, 살코기 등이 있다.

오메가3 지방산은 많이 알려져 있는 대로 생선 지방에 풍부하다. 2002년

미국 정신과학회지에 실린 연구 결과에 따르면 매일 1g의 생선 지방을 먹은 사람들은 그렇지 않은 사람에 비해 불안, 수면장애, 설명하기 힘든 울적함, 자살 생각, 성욕 감퇴 등이 50% 감소한 것으로 조사된 바 있다. 생선 지방은 연어, 고등어, 청어, 정어리, 참치 등에 많고 호두에도 많이 포함되어 있다.

비타민과 미네랄 섭취도 중요하다. 칼슘이 부족하면 우울증이 심해진다는 보고도 있는데, 칼슘은 우유 등의 유제품과 다시마·미역·파래 등의 해조류, 생선, 말린 새우, 조개, 콩, 두부 등에 많다. 마그네슘은 세로토닌을 만드는 데 도움을 주는 미네랄로 현미, 콩, 아몬드, 오징어, 미역, 새우, 굴 등에 많이 함유되어 있다.

* **코르티솔 분비를 억제하는 음식**

코르티솔의 주요한 기능은 신체 활동을 대비하여 에너지를 저장하는 것이다. 단기간의 코르티솔 분비는 이득이 될지 몰라도, 만성적으로 높아져 있는 코르티솔은 인슐린 저항성 증가, 체중 증가, 면역력 감소, 기분장애와 연관된다. 코르티솔을 낮추고 우리 몸이 스트레스에 무너지지 않도록 도와주는 음식에 대해 살펴보자.

고단백 식사는 혈당을 높이지 않아 인슐린의 급격한 분비를 방지하고, 우리 몸에 스트레스로 작용하지 않기 때문에 코르티솔 감소에 도움이 된다. 단백질이 풍부한 음식으로는 계란, 살코기, 가금류, 생선, 유제품, 콩 등이 있다.

스트레스를 받았을 때 단백질을 보충해야 하는 또 다른 이유는 코르티솔이 우리 몸의 단백질을 분해하는 역할을 하기 때문이다. 고단백 음식은 좋은 에너지원이 될 뿐만 아니라 여러 비타민이나 미네랄을 제공하기도 하고, 이 모든 것은 우리가 스트레스를 이겨내는 데 도움을 준다.

또 에이코사노이드라는 염증물질이 생산되면 코르티솔이 과도하게 분비되는 결과가 나타날 수 있다. 이런 염증물질은 오메가6 지방에서 유래한다. 최근 서구식 식생활로 인해 오메가6 지방의 섭취량이 증가하고 ALA, EPA, DHA와 같은 오메가3 지방의 섭취량이 감소하고 있다. 오메가3 지방의 일종인 EPA는 에이코사노이드의 생산을 억제하여 코르티솔의 과도한 분비를 줄여준다. 따라서 오메가6 지방보다는 오메가3 지방이 풍부한 음식을 먹는 것이 코르티솔을 낮추는 데 도움을 주며, 앞에서 언급한 바와 같이 오메가3 지방은 세로토닌의 분비를 촉진시켜 기분을 좋게 만들고 스트레스를 좀 더 효과적으로 조절할 수 있도록 한다.

또한 과일과 채소에 함유되어 있는 많은 영양소가 스트레스 조절에 긍정적인 영향을 준다. 가장 대표적인 것이 비타민C인데, 2003년 발행된 〈사이콜로지 투데이〉에 실린 연구에 따르면 비타민C는 코르티솔의 분비를 줄여서 신체적, 심리적 스트레스에 대한 영향을 최소화시키는 데 도움을 준다고 한다. 그러나 비타민C는 열과 산소에 민감하기 때문에 과일과 채소를 익히지 않고 손질하자마자 먹는 것이 비타민C 섭취에 도움이 된다. 비타민C가 풍부한 음식으로는 고추, 파프리카, 감귤류, 파인애플, 딸기, 토마토, 브로콜리 등이 있다.

* 렙틴의 균형을 맞추어주는 음식

렙틴은 뇌가 포만감을 느끼도록 하여 식욕을 억제하는 호르몬이다. 하지만 과도한 양의 렙틴은 오히려 렙틴에 대한 감수성을 떨어뜨려 지속적인 과식을 유발하기도 한다. 렙틴이 풍부하게 함유되어 있는 음식을 먹는다고 해서 우리 몸의 렙틴 수치를 높이지는 못한다. 그 이유는 장을 통해 렙틴이 흡수되지 않기 때문이다. 렙틴이 많이 함유되어 있는 음식이 있다고 하더라도 살을 빼게 하거나 식욕을 증가시키는 데는 영향을 주지 않는다는 것이다. 또한 렙틴은 몸속의 지방세포에서 분비되기 때문에 렙틴이 많이 들어 있는 음식을 먹는다고 해서 렙틴 수치가 올라가지는 않는다.

그러나 렙틴에 대한 감수성을 변화시켜 살을 찌우거나 빠지는 데 도움을 줄 수 있는 음식은 있다. 렙틴 감수성을 높이는 음식을 먹으면 렙틴에 대한 뇌의 반응이 증가하여 식욕을 줄일 수 있고, 에너지를 좀 더 효과적으로 대사시킬 수 있어 체중 감소 효과를 기대할 수 있다.

《렙틴 다이어트》의 저자 바이런 리처드는 그의 책에서 과도한 탄수화물과 간식의 섭취가 렙틴의 감수성을 떨어뜨리는 가장 큰 이유라고 말한다. 고탄수화물 음식은 단순한 구조의 전분으로 이루어진 것으로, 하얀 밀가루나 감자 등이 있고, 설탕이 많이 들어 있는 음식이나 과당이 많은 시럽도 렙틴 감수성을 감소시킨다. 과식을 하거나 너무 자주 먹는 것도 렙틴 감수성을 떨어뜨려 살을 찌게 만드는 원인이 된다.

반대로 렙틴의 균형을 맞추는 데 도움을 주고 렙틴 감수성을 높여 뇌에 대한 반응을 증가시키는 음식도 있다. 아침식사로 단백질이 풍부한 음식을 먹게 되면 렙틴 감수성이 회복될 수 있다. 단백질은 식욕을 증가시키는 그렐린의 분비를 억제하여 공복감을 줄이는 데 도움이 된다. 아침식사를 거르면 그렐린이 증가하여 점심을 앞당겨 먹거나, 점심에 평소보다 더 많은 칼로리를 섭취하고, 오후에 간식을 많이 먹게 되어 살이 찌기 쉽다.

식이섬유가 풍부한 음식이나 잎이 많은 녹색 채소의 경우 배 안에서 몇 배로 불어나 적은 양으로도 포만감을 느낄 수 있다. 섬유질이 많은 음식으로 포만 중추를 만족시키면 렙틴 분비가 증가하게 된다.

그리고 식사 시작 20분 이후부터 렙틴이 분비되기 때문에, 적어도 20분 이상 천천히, 꼭꼭 씹어먹는 습관을 들이는 것이 좋다. 또한 렙틴 분비와 수면은 큰 관계가 있어서 밤에 잘 자지 못하면 렙틴 분비가 줄어들어 깨어 있을 때 식욕이 더 왕성해진다. 또한 낮에 피곤하게 되어 활동량이 줄어들게 되므로 살이 찌게 된다.

＊ 기타 필요한 비타민

다이어트를 하면 신경과민, 무기력증, 집중력 저하, 피로감 등의 정신적 증상이 나타나고 쉽게 지치게 되는 경우가 많은데, 이는 비타민B 부족이 주요 원인이다. 비타민B군이 결핍되면 에너지 대사에 문제가 생겨 피로감을 쉽게 느끼고 체중 감량도 더디어진다. 비타민B는 탄수화물, 지방, 단백질의 3대 영양소가 에너지로 전환되는 연소과정에서 꼭 필요한 보조 효소다. 특히 지방이 분해되어 대사를 거쳐 에너지를 생성하는 데 필수적인 성분은 비타민B1(티아민), B2(리보플라빈), B3(나이아신), B5(판토테닉산), B7(비오틴), B12(코발라민) 등의 비타민B군이다.

또한 비타민B는 스트레스 해소에 도움이 되는 세로토닌을 생성하는 데 필요하다. 비타민B1(티아민), B3(나이아신), B6(피리독신), B9(엽산)은 우리가 섭취한 단백질에서 세로토닌의 원료가 되는 트립토판을 만들어 내는 데 도움을 준다. 세로토닌을 생성하는 데 필요한 비타민의 결핍은 결국 세로토닌 감소로 인해 기분에 영향을 주고 살이 찌게 만든다. 건강한 재료로 만든 균형 잡힌 식사를 하면 비타민B군이 충분히 섭취된다. 살코기, 생선, 가금류는 비타민B가 풍부한 음식들이며, 견과류, 아보카도에도 많이 함유되어 있다.

아연은 필수 미네랄 중 하나로 여러 호르몬의 활동에 필요하며, 세포 분열에 중요한 역할을 하여 상처 회복이나 성장, 발육에 필수적인 성분이다. 아연은 비만과도 연관이 있는데, 2006년 브라질의 한 연구에 따르면 비만인 사람은 정상 체중인 사람보다 아연의 체내 농도가 낮았다고 한다. 그 이유는 아연이 렙틴의 분비를 촉진시켜 식욕 조절에 중요한 역할을 하기 때문이며, 아연의 결핍은 결국 비만을 초래할 수 있다는 것이다. 아연이 풍부한 음식으로는 굴, 붉은색 살코기(소·돼지·양), 달걀, 시금치, 해산물, 견과류, 콩, 버섯, 호박 등이 있다.

다이어트에 도움을 주는 음식들은 결국 건강한 재료들로 이루어진 균형 잡힌 식단이다. 아무리 좋은 음식이라도 편식을 하는 것은 먹지 않는 것만 못하다. 다이어트를 위해 한 가지 음식만 먹거나 불규칙한 식사를 하는 것은 우리 몸의 호르몬 균형을 깨뜨려 먹지 않는 데도 살이 찌는 체질로 만들어 버린다. 질 좋은 단백질과 충분한 채소를 섭취하고 정제된 밀가루나 설탕이 든 음식을 피하는 것이 중요하며, 또한 먹는 것에 스트레스를 받지 말고 즐거운 마음으로 식사를 준비하고 감사하며 먹는 것이 살이 빠지는 몸을 만드는 비법이다. ●

'귀차니즘'에서 벗어나자

비만은 짧은 기간 동안의 행동과는 큰 관계가 없다. 긴 시간 동안의 식이습관, 행동습관과 연관이 있다. 즉, 해야 할 일이 있음에도 귀찮아서 하지 않고, 만사가 귀찮아서 게으름을 피우다 보니 시간이 지남에 따라 자연스럽게 체중이 늘었다고 하는 사람이 많다. 바로 '귀차니즘'이 비만을 초래한 것이다.

어느 순간 유선형을 그렸던 몸이 전체적으로 둥글둥글해지기 시작한다. 얼굴과 등, 배는 둥그스름해지는데 가슴과 엉덩이는 끝도 없이 아래로 흘러내리는 것만 같다. 몸의 노화는 피부보다 조금 더 늦게, 보통 30세부터 노화가 진행되는데, 노화가 시작되면 체중이 눈에 띄게 증가하는 경우가 많다.

누구나 알고 있듯이 체중을 조절하기 위해서는 적당히 먹고 적당한 운동을 해야 한다. 즉, 덜 먹고 적당한 운동을 하는 식이·행동 습관이 장기간 지속되어야 이상적인 체중을 유지할 수 있다는 것이다. 많이 먹기 때문에 문제가 되는 것이 아니라 먹고 나서 귀찮아서 꼼짝도 하지 않으려고 하는 만성적인 습관, '귀차니즘'이 더 큰 문제가 될 수 있다. 따라서 평소 운동량이 적은 현대인들의 경우 체중을 줄이기 위해서 적당한 신체 활동은 선택이 아니라 필수다.

관건은 천천히, 그리고 꾸준히 해야 한다는 것. 급하게 체중을 줄이려고 하다 보면 먹는 것을 억제하게 되고 이는 먹고 싶다는 생각을 더욱 증폭시켜 폭식을 유발할 수 있다. 따라서 습관을 단기간에 바꾸려고 들면 요요가 오는 몸을 만들게 된다.

노화가 시작된 몸을 꾸준히 관리하여 20대의 날씬한 몸으로 되돌리고 싶다면 식습관과 행동습관을 지속적으로 변화시키는 것이 중요하다. 이를 위해서는 쉽게 따라 할 수 있는 반복 훈련이 필요하다. 어렵지 않고 계속할 수 있는 행동을 위한 훈련이 필요한 것이다. 불규칙한 생활, 운동 부족, 폭식과 다이어트, 절식을 일삼던 이들의 경우 많이 먹지 않은 것 같은데도 아침에 일어날 때마다 몸이 무겁고 체력이 달린다는 것을 느낄 것이다.

▶ **습관의 중요성**

내가 '귀차니즘님'이라고 부르는 환자가 있다. 이 환자는 살을 빼려고 분기마다 병원을 찾아 온다. 딱 봐도 적어도 15kg의 감량이 필요하신 귀차니즘님. 이미 체중 감소를 위해서 어떻게 해야 하는지 모르는 게 없는 전문가나 다름없다. 하지만 정작 본인의 체중은 몇 년째 그대로이고, 사이즈가 줄어든 느낌도 별로 없다. 다른 이유는 없다. 다만 체중 감량에 대한 치료를 진행해도 고쳐질 줄 모르는 그녀의 오랜 습관 때문이다.

습관이라는 것은 정말 무섭다. 모름지기 다이어트를 하려면 평소보다 적게 먹어야 하고, 꾸준히 운동을 해야 한다는 것을 모르는 사람은 없다. 하지만 정작 이런 중요한 기본을 단순히 실천하지 못해 문제를 계속 가지고 살아가는 모습은 바로 우리의 습관 '귀차니즘'에서 발생하는 것이다.

일반적인 사람들은 무엇이든 조금 해보다가 귀찮아서 바로 그만둔다. '조금 덜 먹었더니 어지러워서 안 되겠어요', '일을 해야 하는데 어떻게 덜 먹어요', '이번 주만 지나고 시작할게요' 이런 말로 에둘러 자신의 귀차니즘을 변명하고 사는 사람들이 많아도 너무 많다. 처음에는 체중 감량에 성공하는 듯하다가 곧 본래의 체중으로 돌아오는 환자들의 근본적인 문제점도 바로 이것이다.

▶ **만성 게으름에서 벗어나라**

20대의 날씬하고 건강한 몸을 되찾고 싶다면 만성적인 게으름에서부터 먼저 벗어나 보자. 내가 원하는 모습을 되찾기 위해서는 귀차니즘에서 먼저 벗어나야 한다. 몸이 힘들고 무겁다고 신세 한탄만 하지 말고 지금부터 생활에 약간씩 변화를 주자. 변하고자 하는 생각은 새로운 습관을 만들고, 이는 새로운 행동을 만들고, 결국에는 우리의 삶을 변하게 할 수 있다.

나는 오래전부터 아침 운동을 하고 있다. 5시 30분에서 6시 정도에 일어나, 약 30분 정도 잠을 깨우는 시간을 갖는다. 그 다음 걷기와 같은 유산소 운동과 근력 운동을 총 45분에서 1시간 정도 한다. 물론 전날 과음을 했거나, 조찬 모임이 있거나, 아침 회의가 잡히면 빠지기도 한다. 하지만 운동을 할 수 있는 날이면 빠지지 않고 꼭 하려고 노력한다.

다이어트를 하는 사람들에게 체중을 자주 재지 말라고 하는 지침도 있지만 나는 운동을 하고 나서는 늘 체중을 측정하는 편이다. 체중을 재고 나면 오늘 하루 먹거리를 자연스럽게 생각하게 되기 때문이다. 이는 스스로 적게 먹는 습관을 들이는 데 많은 도움을 준다.

이 책을 읽는 독자들도 아침이나 저녁에 편하게 운동할 수 있는 시간을 정해놓고 꾸준히 실천해보길 바란다. 작은 습관을 지속적으로 실행하면 곧 몸에 익숙하게 되기 마련이다.

자존감의 균형을 맞추라

 '자아 존중감'은 자기 스스로가 사랑 받을 만한 가치가 있는 소중한 존재이고 어떤 성과를 이루어낼 만큼 유능한 사람이라고 믿는 것을 말한다. 쉽게 자존감이라고도 한다.
 자존감은 미국의 의사이자 철학자인 윌리엄 제임스가 1890년대에 처음 사용한 용어로 자존감의 상처는 곧 우울증이나 자살로 이어진다는 것이 그의 견해였다. 자존감이 낮다는 것은 자신의 가치를 무시하는 경우를 말하며 자존감이 낮은 사람들은 보통 우울, 불안, 분노, 공포 등 부정적 감정을 가지는 경우가 많다.
 열등감, 자격지심이 심해지면 평소 자신감이 부족하고 항상 불안해 보이는 경우가 많다. 다른 사람이 자신을 인정해 주지 않는다는 생각 때문에 사람들과 적극적인 의사 소통을 못하고, 사소한 의견 충돌로 대인관계를 끊어버리는 경우도 있다. 자존감이 높은 경우에는 부정적 감정보다는 긍정적 감정을 많이 느끼고, 어떤 위기 상황도 비교적 쉽게 극복한다. 그러나 자존감이 도를 지나치면 다른 사람의 비판이나 평가를 무시하고 자칫 남을 무시하는 안하무인이 될 수도 있다. 그러므로 자존감은 적당한 균형을 이루는 것이 좋으며 이렇게 균형 잡힌 자존감은 원활한 사회 생활의 원동력이 되어, 스스로에 대한 스트레스에서 벗어나게 해준다.

▶ **나의 몸을 비난하지 말라**

비만한 사람들은 자존감이 낮아져 있는 경우가 많다. 자신이 비만하다는 사실에 자기비하를 하며 우울한 감정을 느끼게 되고, 다른 사람들도 자신을 한심하게 볼 것이라는 자격지심 때문에 대인관계도 원활하지 않은 경우가 많다. 특히 비만한 여성의 경우 우울증에 걸릴 확률도 높고, 거식증, 폭식증 같은 섭식장애가 생기는 경우도 많다.

순천향대학교와 연세대학교에서 우리나라 성인 여성을 대상으로 비만, 자존감 및 우울증상 간의 관계를 알아보기 위해 시행한 연구에서 비만 여성이 정상 또는 과체중 여성에 비해 자존감이 낮고 우울증상과 유병률이 높다는 결과가 있었다.

2010년 포르투갈의 리스본 과학기술 대학이 발표한 논문에서도 자존감과 비만 치료의 연관성이 언급되었다. 이 연구에서는 행동학적 비만 치료를 시행하고 있는 사람에게서 자신의 신체에 대한 이미지와 정신의학적 웰빙 상태가 어떤 영향을 미치는지에 대해 알아보기 위해 평균 체질량지수 30.2 이상인 과체중/비만 여성을 대상으로 4개월 동안의 단기 관찰 및 12개월 동안의 장기 추적관찰을 시행했다.

자신의 신체에 대한 이미지는 '자신의 신체에 대한 불만', '자신의 체형에 대한 염려' 등을 지표로 조사했고, 정신의학적 웰빙 상태는 자존감, 기분장애, 우울증 여부로 조사했다. 그 결과 비만 치료로 인해 체중이 감소하면서 신체에 대한 이미지와 정신학적인 웰빙 정도도 긍정적인 방향으로 좋아짐이 나타났다. 또한 이렇게 긍정적으로 바뀐 신체 이미지와 높아진 자존감은 궁극적으로 다시 장기적인 체중 감소를 돕는 것으로 연구되었다.

이처럼 나 스스로를 사랑하면서 자신의 몸과 마음에 대해 긍정적인 이미지를 가지는 것, 즉 자존감을 높이는 일은 다이어트에 있어서 아주 기본적인 밑바탕이 될 수 있다. 자존감을 스스로 측정해 볼 수 있는 자아존중감 척도는 다음과 같다. 이는 미국의 심리학자

〈로젠버그의 자아존중감 척도〉

전혀 아니다(1), 대체로 그렇다(2), 그런 편이다(3), 매우 그렇다(4)

1. 나는 내가 다른 사람들처럼 가치 있는 사람이라고 생각한다.	1	2	3	4
2. 나는 좋은 성품을 가졌다고 생각한다.	1	2	3	4
3. 나는 대체적으로 성공한 사람이라는 느낌이 든다.	1	2	3	4
4. 나는 대부분의 다른 사람들과 같이 일을 잘 할 수가 없다.	1	2	3	4
5. 나는 자랑할 것이 별로 없다.	1	2	3	4
6. 나는 나 자신에 대하여 긍정적인 태도를 가지고 있다.	1	2	3	4
7. 나는 나 자신에 대하여 대체로 만족한다.	1	2	3	4
8. 나는 나 자신을 좀 더 존경할 수 있으면 좋겠다.	1	2	3	4
9. 나는 가끔 나 자신이 쓸모없는 사람이라는 느낌이 든다.	1	2	3	4
10. 나는 때때로 내가 좋지 않은 사람이라고 생각한다.	1	2	3	4

(30점 이상: 높음, 20점 이상: 보통, 19점 이하: 낮음)

인 마셜 로젠버그가 개발했는데 총 10문항이며, 총체적인 자아존중감을 측정하는데 좋은 지표로 사용된다.

19점 이하를 받은 사람은 자존감이 낮은 편이다. 자존감이 낮은 사람은 높은 사람에 비해 동일한 강도의 스트레스에 노출되어도 스트레스를 더 받는 경우가 많다. 자신을 사랑하지 못하고 자신에 대한 평가가 언제나 혹독하기 때문에 늘 우울하고 불안하며 자신의 성취에 만족스럽지 못하게 된다. 한마디로 자존감이 낮은 사람은 늘 스트레스를 받고 있는 상황에 놓여 있다고 해도 과언이 아니다.

사람이 스트레스를 받으면 이를 이겨내기 위해 여러 반응을 한다. 이런 반응을 주도하는 것이 바로 앞서 이야기한 스트레스 호르몬이라 불리는 '코르티솔'이다.

일반적으로 혈액 내 코르티솔의 농도는 수면의 정도, 스트레스, 운동, 질병, 식사 등에 의해 변하게 된다. 자존감이 낮아 인체가 스트레스를 받고, 체내의 코르티솔 농도가 높아지게 되면, 우선 우리 몸의 대사 엔진을 느리게 만들어 살이 찌게 된다. 또한 쿠키, 케이크, 달달한 음료 같은 고칼로리 음식에 대한 욕구가 증가하게 되고, 지방 축적을 증가시켜 비만을 초래하게 된다.

▶현실적인 목표치를 잡아라

그렇다면 자존감을 올리는 구체적인 방법에는 어떤 것이 있을까? 자존감을 높이는 방법에서 가장 우선시되는 것은 '긍정적으로 생각하기'다. 비관적인 생각을 하면 할수록 자신의 생각에 매몰되며 정말 좋지 않은 일이 일어날 확률이 높아진다. 가령, 다이어트를 앞두고 '나는 잘 해내지 못할 거야'라는 생각을 가지면 실제로도 다이어트를 망칠 가능성이 높다.

반대로 '잘 해낼 수 있다'라는 자신감을 가지고 다이어트를 시작하면 힘들고 포기하고 싶은 상황에서도 마음을 다잡을 수 있다. 만약 실패했더라도 무조건 좌절하지 말고 그간의 노력과 목표를 달성했다는 데 의의를 둘 수 있도록 해야 한다.

또한 실수한 자신에게 좀 더 관대해질 수 있어야 한다. 자존감이 낮은 사람일수록 의외로 자기 자신에게 혹독한 경향이 있다. 실수를 저지르면 자신을 질타하거나 창피해하며 이를 극복하는 데 다른 사람보다 갑절의 어려움을 겪는다. 실수는 인간이라면 누구나 저지르는 것이고, 순간의 실수나 잘못이 우리의 인생 전체를 좌지우지하지 않는다는 것을 알아야 한다. 어떤 힘겨운 상황이라도 자기 자신을 관대하게 용서하고, 또 이런 실수를 극복해 가려는 의지를 가질 수 있어야 한다. 마지막으로 항상 자신을 격려

하고 용기를 북돋아 주는 자세가 필요하다. 나를 격려하고 칭찬해 줌으로써 긍정적인 에너지를 받아 힘을 낼 수 있는 것이다.

"예쁘지 않아도, 평범하다 해도, 나는 나를 사랑한다!"

독일의 유명한 심리치료사 롤프 메르클레의《자기 사랑의 심리학》이란 책의 서두에 등장하는 문구다. 현재의 나 자신을 사랑하고, 자기 자신을 객관적인 위치에서 바라봄으로써 내가 확실하게 이루어 낼 수 있는 목표를 잡는 것은 다이어트에 있어서 가장 중요한 첫걸음이다.

한 달 만에 5kg, 두 달 만에 10kg, 이런 식으로 다이어트 목표를 너무 지나치게 높게 잡으면 쉽게 실패할 수 있다. 단순한 목표 수치를 달성한다는 기분으로 다이어트를 시작하면 이에 다다르지 못했을 때 좌절감도 그만큼 클 수 있다. 일단 허리띠를 한 사이즈 줄여본다는 생각으로 다이어트 목표를 구체적으로 차근차근 단계별로 잡아보자. 그리고 작은 성취에 감사하며 나 자신을 격려하고 사랑해보자. 어떤 노력도 시간이 걸리는 정도는 달라도 종국에는 성과를 내게 된다는 것을 믿고 따르자.

현재에 감사하라

　자신이 뚱뚱하다고 생각하면 정말로 살이 찐다는 연구 결과가 있다. 2012년 한 비만의학 저널에 실린 HUNT 연구The Hunt Study 결과에 따르면 청소년기에 정상 체중인데도 불구하고 스스로 뚱뚱하다고 생각하면 성인이 됐을 때 실제로 살이 찌게 된다고 한다.

　HUNT 연구는 지난 1984년부터 13만여 명이 거주하는 노르웨이의 한 지역에서 인구 추적 방식으로 진행하고 있는 건강연구다. HUNT 연구소는 13~19세의 청소년 1196명을 대상으로 자신의 체중에 대해 어떻게 생각하는지를 물어 확인한 후, 11년 뒤의 변화를 추적했다.

　처음 참여 당시 이들의 실제 체중은 모두 정상이었다. 11년 뒤

이들의 체질량지수BMI와 허리둘레를 조사했다. 체질량지수가 25 이상이면 '과체중', 30 이상이면 '비만'으로 분류했고, 허리둘레는 과체중은 여자 80cm, 남자 94cm, 비만은 여자 88cm, 남자 102cm를 기준으로 삼았다.

10대 때 스스로 뚱뚱하다고 생각했던 이들은 11년 뒤 여자 59%, 남자 63%가 과체중으로 확인되었다. 이에 비해 자신의 체중에 만족했던 이들은 여자 31%, 남자 48%가 과체중으로 나타났다. 허리둘레로 분류한 결과 뚱뚱하다고 생각했던 이들 중 여자의 78%, 남자의 55%가 실제로 과체중이 되었다. 하지만 자신의 체중에 만족했던 이들은 과체중으로 변한 경우가 여자 55%, 남자 29%에 불과했다.

왜 이런 현상이 나타났을까? 이전의 연구 결과에 따르면 자신의 체형에 대해 걱정을 많이 하는 경우이거나 체형으로 스트레스를 받는 경우 훨씬 더 살이 찌는 경향이 있는 것으로 나타났다. 또한 스스로 과체중이라 생각하는 경우 아침을 거르거나 또는 지킬 수 없는 다이어트를 하기 때문에 살이 찌는 것으로 생각된다.

스위스 취리히연방공대 신경과학센터 이자벨 만수이 교수는 2014년 4월 〈네이처 뉴로사이언스〉에 후천적으로 생긴 트라우마가 정자를 통해 후대로 유전될 수 있다는 연구 결과를 발표했다.

이 연구에 따르면 어렸을 적 어미와 강제로 떨어지는 '생이별'을 겪은 생쥐는 트라우마가 생겨 본능에 반하는 행동을 한다. 예를 들어 생존을 위해 본능적으로 두려워해야 할 탁 트인 공간과 밝은 곳을 트라우마가 있는 생쥐들은 두려워하지 않는다는 것이다.

연구팀은 이런 쥐들의 피와 뇌, 정자 속에서 트라우마를 겪지 않은 쥐에 비해 훨씬 많은 양의 특정 '마이크로RNA'가 검출된다는 사실을 확인하고 이를 통해 트라우마, 즉 스트레스가 대를 이어 유전될 수 있다고 보고했다. 마이크로RNA란 생물의 유전자를 조절하는 작용을 하며, 체내에 필요한 단백질을 얼마나 만들지를 결정하는 등 핵심적인 역할을 한다. 또한 연구팀은 트라우마를 직접 겪지 않은 새끼 쥐에서도 트라우마를 직접 겪은 부모 쥐와 마찬가지로 특정 마이크로RNA가 평균 이상 발견된다고 확인했다. 트라우마의 이런 악영향은 3대까지 전해지는 것으로 확인되었다. 스트레스가 대물림이 된다는 것을 입증하는 놀라운 결과다. 이는 비만 스트레스도 마찬가지다.

▶ **감사하는 마음만으로 날씬해진다**

살이 쪄서 괴롭다는 생각을 연속적으로 하게 되면 이것 자체가 일종의 트라우마가 될 수 있다. 실제로 나를 찾아오는 비만 환자들도 살이 쪄서 꼭 감량을 해야겠다는 의지보다는 마치 죄를 지은 것처럼 심하게 주눅이 들어 있거나 일상생활 속에서 체중으로 인한 스트레스가 상당했다. 나는 그런 환자들에게 약 처방을 내리기 전에 생각부터 바꾸어볼 것을 제안하곤 한다. 생각보다 간단하다. 일단 나에게 주어진 모든 것에 불만을 품기보다는 감사부터 해보라고. 감사의 마음은 우리 뇌의 좌측 전전두피질 부분을 활성화시킨다고 한다. 사람들이 낙천적이고, 열정에 차 있고, 기력이 넘치는 긍정적 감정 상태에 있을 때는 좌측 앞쪽에 있는 전전두피질이 활기를 띠게 된다. 뇌 좌측의 전전두피질이 활성화되면 스트레스를 완화시켜 주고 행복한 감정을 느끼게 된다고 알려져 있다.

  UC데이비스의 심리학 교수인 로버트 에몬스는 실험을 통해 "감사하는 사람은 훨씬 생기가 있고, 경각심을 가지며 매사에 적극적이고 열정적이며, 다른 사람들과 더 좋은 관계를 맺고 있다고 느낀다"고 발표했다. 12세에서 80세 사이의 사람들을 두 집단으로 구분해 한 집단은 감사 일기를 매일 또는 매주 쓰도록 하고, 또 다른 그룹들에는 자신에게 일어난 아무 사건이나 적도록 했다. 그리고 일정 시간이 지난 후 두 집단의 행복지수를 측정한 결과 놀라운 차이를 확인할 수 있었기 때문이다.

감사 일기를 쓴 사람 중 4분의 3은 행복지수가 높게 나타났고, 수면이나 일, 운동 등에서 더 좋은 성과를 나타냈다. 그저 단순히 감사하는 마음을 가졌을 뿐인데 뇌의 화학구조와 호르몬이 변하고, 신경전달물질들이 바뀌어 이런 결과를 보인 것이다. 이런 변화는 스트레스를 줄여주며, 장기적으로 보았을 때 체중 조절에도 긍정적인 영향을 줄 수 있다.

영국의 시인이자 화가인 윌리엄 블레이크의 "감사하는 마음으로 사는 사람들에게는 풍성한 수확이 있다"는 말이 새삼 가슴에 와 닿는다.

2개월 이상 반복하라

〈유럽 사회 심리학 저널〉에 2010년 실린 런던대학교 심리학과 연구팀의 조사에 따르면, 습관을 고치는 데는 지금껏 알려져 있던 3주가 아니라 훨씬 더 많은 시간이 필요한 것으로 나타났다.

연구팀은 96명의 실험 참가자들을 대상으로 12주간 그들의 생활습관을 관찰하는 실험을 했다. 이들은 각자 고치고 싶은 습관을 선택하고 12주간 자신이 새로운 습관을 행했는지 여부를 체크했다. 또 이 습관을 의식적으로 했는지 아니면 자동적으로 실천했는지 여부도 기록했다. 그들이 바꾸고자 한 습관은 단순한 습관에서부터 좀 더 어려운 습관까지 다양했다. 12주가 지난 뒤 연구팀이 이들의 데이터를 수집해 분석한 결과 새로운 행동에 적응하는 데

걸린 시간은 평균 66일로 확인되었다.

 최소한 두 달 이상 새로운 습관을 반복해야만 습관에 적응하고 자동적으로 실천하게 된다는 것이다. 연구팀은 습관을 고치는 데는 많은 시간이 필요하기 때문에 너무 일찍 또는 너무 쉽게 실망할 필요가 없다고 밝혔다. 이 연구 결과에 의하면 다이어트를 위해 식습관이나 운동습관을 고치는 것도 상당한 시간이 필요할 것으로 생각된다. 따라서 너무 일찍 포기했거나 또는 실패했다고 생각하지 말고 빨리 실수를 인정하고 지속적으로 습관을 고치는 훈련을 계속하는 것이 필요할 것으로 생각된다. 잊지 말자. 2주, 4주, 8주로 완성되는 다이어트는 없다. 다이어트 효과는 8주 차부터 비로소 나타난다.

▶ 다이어트와 평화 협정을 맺어라

 오늘날 많은 사람들이 '무엇과의 전쟁'이라는 표현을 자주 한다. 이는 그 문제를 완전히 해결하고자 하는 의지의 다른 표현일 것이다. 하지만 이런 관점으로 문제에 접근하는 태도는 성공하기 어렵다. 마약과의 전쟁, 범죄와의 전쟁, 암과의 전쟁, 빈곤과의 전쟁 등.

 범죄와 마약과의 전쟁은 미국의 경우, 정부에서 전쟁을 선포했음에도 불구하고 미국의 퓨센터Pew Center 조사 결과에 의하면, 지난 30여 년간 범죄와 마약 관련 위반 행위들이 오히려 급격히 증가하는 양상을 보였다. 미국의 교도소 수감 인구는 1980년의 30만 명 이하에서 놀랍게도 2007년에는 231만 9000명에 달했다.

질병과의 전쟁 선포는 다른 무엇보다도 우리에게 다량의 항생제를 선물했다. 처음에 그것은 대단히 성공적으로 보였으며, 전염병과의 전쟁에서 우리가 승리하는 것처럼 보였다. 하지만 이제 많은 전문가들은 항생제의 남용과 무분별한 사용이 박테리아에 항생제 내성을 갖도록 만들었다고 판단한다.

전쟁은 마음의 부정적인 방식이다. 이런 마음의 방식으로부터 나오는 행동은 '적'과 '악'으로 간주한 상대방(대상)을 오히려 더 강하게 만든다.

'살과의 전쟁'도 마찬가지다. 오늘날 남녀노소 할 것 없이 많은 사람들이 '살과의 전쟁'을 선포하며, 이번만은 꼭 성공하고 말리라 굳게 다짐하며 다이어트에 돌입한다. 하지만 살을 무찔러서 없애야 하는 적으로 간주하는 마음가짐으로 시작하는 '살과의 전쟁'은 이미 실패한 것이나 다름없다. 살이 무엇인가? 살은 단백질, 탄수화물과 함께 우리 몸의 3대 영양소 중 하나인 지방을 뜻한다.

우리 몸의 지방은 에너지를 저장하는 기능을 하며 사용이 쉬워 체내에서 이상적인 연료로 사용된다. 또한 인체의 장기들을 충격으로부터 보호하며 극한 상황에서 추위에 견디는 능력을 결정한다. 비타민 A, D, K, E를 수송하는 역할을 하기도 한다. 그런데 우리 몸에 필수적인 3대 영양소 중 하나인 '지방'의 존재를 고마워하기는커녕 적으로 간주하며 그 존재 의미를 부정하는 태도는 결국 다이어트를 실패로 이끌 수밖에 없는 것이다.

물론 '살과의 전쟁'에서 말하는 살은 과도하게 찐 살을 의미할 것이다. 그러나 그 살을 애초에 누가 찌게 했는가? 어떤 사람이 강제로 당신의 살을 찌우게 하기 위해 뒤에서 흉기를 들고 위협이라도 했는가? 결국 자신이 못마땅하게 생각하는 그 살은 사실 자기 스스로가 찌우게 한 것이다.

살과의 전쟁은 극단적으로 이야기하면 스스로에게 전쟁을 선포하는 것이나 마찬가지다. 이런 극단적인 태도부터 먼저 버리고, 자신을 위협하는 극도의 다이어트와는 이제 종말을 고하자. 단기적인 다이어트와의 전쟁은 몸과 마음을 지치게 만들 뿐이다.

나만의 타임 테이블을 만들어라

40

비만은 심각한 합병증과 함께 생활습관병을 유발한다. 하지만 비만을 해결하기는 정말 어렵다. 체중 감소의 기본은 열량(칼로리)의 감소와 운동 증가가 그 해답이다. 그러나 운동만으로 살을 뺀다는 것은 정말 '낙타가 바늘구멍을 통과하기'만큼 어려운 일이다. 직장을 다니거나 자영업을 하거나 하루 중 많은 시간을 들여 운동을 하는 게 쉬운 일이 아니기 때문이다. 또한 약간이라도 스트레스를 받으면 칼로리가 높은 맛있는 음식을 찾는 것은 너무나 자연스러운 일이다.

체중을 조절하기 위한 노력 중 가장 중요한 식습관 중 하나가 바로 규칙적으로 먹는 것이다. 규칙적인 식습관은 식욕과 관련된 호르몬 분비를 조절해 주기 때문이다. 아침이나 점심을 거르는 사람은 다음 식사에서 과식이나 폭식을 하기 쉽다. 보상심리에 의해서 과식을 할 수도 있고, 호르몬의 불균형 때문에 식사량이 갑자기 증가할 수도 있다.

식욕이 증가하지 않는 식사 간격은 6시간 안팎이다. 이는 탄수화물, 지방, 단백질이 잘 균형 잡힌 식사를 했을 경우다. 탄수화물 위주의 식사를 했을 경우엔 배고픔이 더 빨리 나타난다. 단백질 위주의 식사인 경우에는 좀 더 천천히 배고픔과 식욕이 일어난다. 따라서 식욕의 증가를 조금이라도 더 늦추면서 체중 감소가 필요한 경우에는 단백질 위주의 식사 형태가 더 유리하다.

▶ **고기에는 단백질보다 지방이 많다**

살을 빼기 위해 식사 시간을 지키는 것과 연관하여 주의해야 할 것이 크게 두 가지 있다. 하나는 고기(단백질)를 먹을 때의 주의사항이고, 다른 하나는 과일(당분)과 연관된 것이다. 고기를 먹는 것은 신체 구성과 수명의 유지에 매우 중요하다. 이는 단백질 섭취를 위한 것이다. 하지만 지금 우리의 음식 섭취 행태는 전혀 그렇지 않다.

보통 야생에서 포획된 동물의 신체에는 지방이 7% 이하로 포함되어 있다고 한다. 즉, 지방이 매우 적고 단백질이 많다는 얘기다. 하지만 목축을 해서 식단에 올라오는 육류에는 약 30% 정도의 지방이 포함되어 있다. 대단히 많은 지방을 포함하고 있는 셈이다. 즉, 우리들이 너무 맛있게 먹고 좋아하는 꽃등심, 갈비살, 안심 등의 육류에는 30% 이상의 지방이 포함되어 있다. 이는 바로 육류를 통해 단백질이 아닌 지방을 섭취하고 있다는 것을 확인해 준다.

지방은 탄수화물이나 단백질과 달리 1g당 9㎉의 에너지를 만들어 낼 수 있다. 효율이 높다. 즉 적은 양으로 많은 칼로리를 포함한다. 이것이 바로 중요한 포인트다. 같은 고기를 200g 섭취하더라도, 지방이 많은 꽃등심을 먹은 경우와 살코기만 섭취한 경우에는 칼로리가 크게 다르다. 심한 경우 두 배 정도의 열량(칼로리) 차이가 난다. 따라서 지방이 적게 포함된 육류를 섭취해야 한다.

과일 속 당분에 대한 에피소드가 있다. 한국에서 하와이로 이민 간 한 여성이 오렌지의 비타민이 몸에 좋다는 말을 과신한 나머지 심심하면 오렌지를 주스로 만들어 마셨다. 하루에 적게는 8잔, 많을 때는 20잔을 마셨다고 했다. 1년 만에 나타난 그 여인은 원래의 자신 체중보다 무려 20kg이 증가한 체중을 보였다. 무지가 부른 해프닝으로 생각하기엔 대부분의 사람들이 비슷한 생각을 갖고 있을 것 같아 많이 염려된다.

이는 과일에 포함된 비타민의 중요성만 알고 열량(칼로리)은 모르기 때문에 빚어진 일이다. 물론 과일에는 여러 좋은 비타민과 항산화물질이 포함되어 있다. 하지만 이와 함께 과다한 양의 과당(당분)이 포함되어 있다. 따라서 비타민에만 신경 쓰다 보면 나도 몰래 몸이 불어나 풍선처럼 될 수 있다. 따라서 비타민, 미네랄과 같은 미세 영양소를 위한 식단을 진정으로 원한다면 과일보다는 채소를 자주 먹는 편이 훨씬 좋다.

미네랄을 보충하자

　우리는 1950년대부터 70년대까지 한때 너무 어려웠던 영양 결핍의 시기를 지나, 지금 영양과잉 시대에 살고 있다. 정말 많은 먹거리와 고 칼로리의 시대에 살고 있으며, 주체할 수 없는 맛에 빠져 있다.

　하지만 이런 상황에서도 부족한 것이 있다. 바로 탄수화물, 지방, 단백질을 원료로 해서 몸 속에서 에너지를 만들 때 필요한 미세 영양소의 부족이 바로 그것이다.

　미세 영양소란 비타민과 미네랄을 말한다. 비타민은 부족할 경우 매우 심각한 질병을 유발한다. 각기병, 야맹증 등은 예전에 흔하던 질병이다. 하지만 지금은 잊혀진 질병으로 현재의 우리에겐

보기 드물다. 그럼에도 비타민이 자꾸 들먹여지는 것은 바로 장수와 신체 기능의 유지에 꼭 필요한 물질이기 때문이다.

우리 신체는 음식을 소화하는 과정에도, 또 운동을 하는 과정에도 신체에 유해한 활성산소를 만들어 낸다. 이 활성산소는 신체에 치명적인 해를 미칠 수 있다. 신경세포의 손상, 각종 세포의 기능 감퇴 등을 유발하며 마지막에는 수명 감소를 유발한다. 따라서 노화를 예방하기 위해서는 이 활성산소를 없앨 수 있는 장치 또는 물질이 필요하다. 이런 활성산소를 없애는 작용을 갖는 물질이 바로 비타민과 미네랄이다.

▶체중 감량에서 놓치지 말아야 할 1%의 진실

현재까지 체중 감소를 위해 이용되고 있는 방법들로는 식이요법, 운동요법, 약물요법, 수술요법 등이 있다. 이런 방법들은 바로 비만에 대한 전통적 인식에 따라 섭취 열량을 감소시키고, 운동량을 증가시킴으로써 체중 감소를 얻고자 하는 방법이다.

물론 이런 전통적인 방법으로 체중을 감소시키려 하는 것이 가장 구체적이고 정직하다. 하지만 어떤 사람들에게서는 비슷한 운동량과 음식 섭취량을 보이는 데도 유의한 체중의 차이를 나타내는 경우, 설명을 하기가 아주 어렵다.

미국의 중년 여성을 대상으로 한 연구 결과에 따르면 복부비만의 원인과 연관이 있는 것으로 흡연, 운동 부족, 고열량 섭취, 불안·분노, 우울, 사회적 지지의 약화 등이 나타났다. 또한 비만의 알려진 원인으로는 뇌하수체 질환, 내분비 질환, 영양과잉, 운동 부족, 유전적 원인, 약물 등을 열거할 수 있다. 이런 원인들을 살펴보아도 비슷한 열량의 섭취에 따른 개별적 체중의 차이를 설명하기에는 무리가 따른다.

따라서 일부 연구자들은 어떤 원인인지는 아직 밝혀지지 않았지만 개인별로 에너지 대사 속도에 차이가 나는 것은 바로 생화학적 개별성Biochemical individuality 때문이라고 주장한다. 이는 세포 내에서 일어나는 에너지 대사의 효율성을 확인하면 알 수 있지만, 아직 세포 내의 에너지 대사 정도를 확인하는 정확한 방법이 없기 때문에 에너지를 생성하는 과정에 필요한 미네랄을 검사하는 방법을 통해 간접적으로 확인할 수 있다.

미국의 헬스케어 전문가인 브렌다 왓슨 박사가 모발 검사를 이용해 여러 미네랄을 측정한 결과, 각각의 비율 및 구성을 통해 생화학적 개별성을 표현할 수 있게 됐으며, 이에 따라 각 개인의 대사 정도를 확인할 수 있게 됐다. 그리고 이를 이용해 미네랄의 균형을 맞추면 개인의 에너지 대사 효율을 조절할 수 있다.

이런 생화학적 개별성의 원인으로, 물론 유전적인 면도 무시할 수는 없겠지만, 스트레스, 환경호르몬, 중금속 오염, 토양 오염, 약물 남용, 영양 불균형 등이 연관되어 있을 것이다. 따라서 이런 원인들이 에너지 대사과정 중 지방의 산화에 차이를 보이고, 이에 따라 어떤 개인에게서는 지방의 산화가 잘 되지 않으면 축적된 지방을 효율적으로 이용하지 못하고, 지방의 과도한 축적이 지속적으로 일어날 수 있다는 것이다.

특히 에너지 대사에 관계되어 있는 조효소co-enzyme의 한 성분인 비타민Thiamin, Biotin, Niacin, Pantothenic acid과 미네랄Mg, Zn, Cu, Mn, Cr 등의 체내 비율이 균형 상태가 아닌 불균형 상태가 된 경우, 에너지를 사용하거나 축적하는 대사에 이상을 초래하여 지방이 과잉으로 축적될 수 있다. 즉 비타민과 미네랄은 체중 감량에 있어 놓쳐서는 안 되는 부분인 것이다.

비만 치료의 궁극적 목표는 과잉 축적된 지방을 감소시켜 지방의 축적에 의해 발생한 대사적 이상을 개선하는 것이기 때문에 각 개인의 에너지 대사 타입을 확인하고, 불균형이 나타난 조효소 성분 및 미네랄 보충을 통해 이를 교정하는 것이 필요하다. 그렇게 되면 지방의 산화를 촉진하거나 또는 에너지 대사의 효율을 높여

체중 감소 및 건강한 신체 에너지 상태를 유지할 수 있는 것이다.

미네랄은 하루 필요량이 100mg 이상인 칼슘^{Ca} · 마그네슘^{Mg} · 포타시움^{K} · 나트륨^{Na} · 인^{P} 등의 영양 미네랄과 100mg 이하인 철분^{Fe} · 아연^{Zn} · 구리^{Cu} · 셀레늄^{Se} · 망간^{Mn} · 코발트^{Co} 등의 미량 미네랄, 납^{Ph} · 수은^{Hg} · 알루미늄^{Al} · 카드뮴^{Cd} 등의 독성 미네랄로 구분할 수 있다.

이들 미네랄 중 독성 미네랄을 제외한 성분들은 에너지 생산과정과 아주 밀접한 연관이 있다. 세포질 내에서의 산화과정과 미토콘드리아 내에서 일어나는 에너지 생산과정에서의 에너지를 만들어 내는 과정에서도 아주 중요한 역할을 수행한다. 즉 에너지 생산 과정에 조효소로 작용하므로 에너지 생산 효율과 노화에 영향을 미친다. 따라서 이들 미네랄의 부족이나 불균형적 상태가 노화를 유발하는 한 가지 요소로 작용할 수도 있다는 것이다. 뿐만 아니라 이들 미네랄은 항산화 효과를 나타낼 수 있다. 아연, 구리, 망간 등이 여기에 포함된다.

미네랄의 특징은 체내에서 생성되지 않기 때문에 반드시 식이로 섭취해야 한다는 점이다. 배설은 주로 소변, 대변을 통해 일어나며 혹은 땀으로도 일어난다. 또한 미네랄의 흡수와 대사 및 배설은 내분비계의 활성과 신경의 조절에 의해 이루어진다. 또한 이들 미네랄 사이에는 협력적 관계와 길항적 관계가 존재하며, 정상적인 대사를 위해서는 여러 미네랄들의 적정한 비율이 더 중요한 것으로 알려져 있다.

이들 미네랄 중 비만과 연관된 것들을 확인해 보면 인슐린 저항성과 연관된 성분들이 중요한 역할을 할 것으로 생각된다. 비만은 인슐린 저항성을 유발한다. 이에 따라 당뇨병과 고혈압의 중요한 원인임은 이미 잘 알려진 사실이다. 그러나 아주 작은 양으로 독특한 작용을 하는 미네랄 중에도 인슐린 저항성과 연관된 성분이 있다는 것은 매우 특이하다.

▶ **고혈압과 당뇨를 막는 마그네슘(Mg)**

혈중, 또는 세포 내의 마그네슘 결핍은 인슐린 저항성과 깊은 연관이 있다. 따라서 마그네슘의 감소는 인슐린 수용체의 효소 tyrosine kinase를 억제하여, 인슐린 저항성을 유발한다. 이에 대해서는 이미 수많은 연구들이 진행되었으며, 지금도 진행되고 있는 실정이다. 이에 따르면 마그네슘 부족은 인슐린 저항성을 유발하며, 궁극적으로는 고혈압과 당뇨병의 중요한 원인으로 작용한다고 밝혀져 있다.

마그네슘은 클로로필이라고 불리는 엽록소에 많이 포함되어 있다. 따라서 녹황색 야채가 매우 중요한 공급원이 된다. 그러나 마그네슘이 가진 또 다른 문제점은 섭취가 적은 것 외에 흡수도 아주 어렵다는 것이다. 따라서 마그네슘이 부족한 사람에게 치료를 위해서 흡수가 잘 되도록 만들어진 마그네슘을 섭취하는 것은 매우 도움이 될 수 있다.

▶콜레스테롤을 낮추어 주는 크롬(Cr)

크롬은 다른 말로 당내성인자glucose tolerance factor로 불린다. 크롬은 체내에서 당을 잘 이용할 수 있게 해주는 작용을 하기 때문이다. 크롬은 인슐린 수용체에 직접 결합하여 인슐린 수용체의 완벽한 활성화를 유발하기 때문에 인슐린 작용을 도와 신체가 당분을 잘 이용할 수 있게 해준다. 뿐만 아니라 인슐린 수용체의 수도 늘려주고, 부가적으로 콜레스테롤과 중성지방도 낮추어주는 효과도 가지고 있다.

비만은 에너지 섭취와 소비의 불균형에 의해 발생할 수 있지만 에너지 대사과정에 어떤 문제, 또는 개별적 에너지 대사의 형식 차이로 인해 발생할 수도 있을 것으로 생각된다. 또한 에너지 대사에 관여하는 효소와, 조효소로 작용하는 비타민이나 미네랄의 불균형 등에 의해서도 에너지 대사의 효율이 달라질 수 있으므로 비만이 발생할 것으로 생각된다. 그러므로 에너지 섭취의 감소 및 운동량 증가와 같은 전통적인 비만 치료 방식을 시행하면서 덧붙여 에너지 대사의 효율을 증가시킬 수 있는 방법, 예를 들어 부족하거나 너무 과잉된 미네랄의 보충 등으로 에너지 대사 효율을 증가시키는 방법을 시행한다면 더욱더 철저하고도 효율적인 체중 감량에 도움이 될 수 있을 것으로 생각된다.

물론 아직 연구 결과가 부족하고, 정확하고 완벽한 에너지 대사 속도를 측정할 수 없기 때문에 한계가 있기는 하지만 새롭게 시도되고 있는 에너지 대사의 효율 측면을 관심 있게 지켜보는 게 도움이 될 것으로 생각되며, 향후 많은 연구들이 진행되어 좀 더 다양하고 정확한 진단 및 치료가 될 수 있기를 기대한다.

물을 우습게 보지 말라

 2500년 전 그리스 철학자 판다로스는 "물은 최고의 의사"라고 했고, 현대의학의 창시자인 히포크라테스와 16세기 의학자였던 파라셀수스, 베네딕트 등은 물의 뛰어난 치유력을 주장했다.
 세계보건기구WHO에서도 "깨끗한 물을 마시면 현재 질병의 80%를 제거할 수 있다"고 할 정도로 물은 우리 몸의 중요한 요소다. 인체의 구성 성분 중에서 물이 차지하는 비율은 성인 남성의 경우 체중의 60~70% 정도다. 이 중 40%는 세포 안에 존재하여 세포 내액이라 하고, 20%는 혈액 속의 혈장·림프액·조직액 등에 포함되어 있어 세포 외액이라고 한다. 인체의 각종 조직과 기관에 따라 분포하는 수분 비율에도 차이가 있는데 지방조

직은 20%, 신경조직은 70~85%, 결합조직은 60%, 뼈나 골수는 25~30%, 간은 70%, 근육은 75%, 신장은 80% 정도 수분이 포함되어 있다.

따라서 우리 몸은 물이 약 1%만 부족해도 갈증을 느끼고, 2%가 부족하면 업무 효율이 떨어진다. 4% 부족할 경우 미열, 초조, 판단력에 장애가 올 수 있고, 5% 이상 부족하면 환각 증상이 일어나며 이때부터는 심각한 문제를 유발한다. 8% 정도 모자라면 어지럽거나 호흡 곤란이 일어나고, 10%가 부족하면 아주 위험한 상태가 되며, 20% 부족한 상황에 다다르면 순환장애나 신부전이 와서 사망에 이를 수 있다. 이렇듯 밥을 굶고는 4~6주를 버틸 수 있지만 물 없이는 1~2주도 버티기 힘들다.

물은 우리 몸속에서 중요한 역할을 한다. 물은 세포를 구성하고 영양소와 노폐물 등을 운반하는 작용을 한다. 소화액을 구성할 뿐만 아니라 단백질 등의 합성에 매우 중요한 역할을 한다. 또한 탈수 현상을 막아주고, 체온을 유지해주며, 충격으로부터 우리 몸을 보호하기도 한다. 이처럼 물은 우리 몸의 생명에 관여하는 필수요소다.

이렇게 우리 몸에 꼭 필요한 물은 하루에 얼마를 섭취하는 게 좋을까? 우리 몸의 구성 성분 중 가장 많은 것이 바로 수분이다.

성인 체중의 60% 이상이 수분이기 때문에 이를 잘 유지하고 조절하는 것은 매우 중요하다. 세계보건기구에서는 하루 8~10잔 정도의 물 섭취를 권장하고 있고 대체적으로 하루 2000~2500ml정도의 수분이 필요하다고 알려져 있다.

우리는 하루 종일 음식을 먹어 그 속에 포함된 수분을 약 1000ml 정도 섭취한다. 또 우리 몸에서 여러 대사과정 중에 만들어지는 수분이 300~400ml 정도다. 따라서 총 1400ml 정도의 수분이 흡수되고 있다. 하루 배출되는 물의 양은 호흡과 피부를 통해 800~1000ml, 대변과 소변으로 1600~1800ml가 배출된다. 따라서 1100~1300ml 정도의 수분을 음식이 아닌 순수한 물 섭취를 통해 보충할 필요가 있다. 이는 세계보건기구에서 권장하는 양과는 차이가 있다. 200ml잔으로 5~6잔 정도면 가능한 것이다.

▶커피와 차는 물이 아니다

하지만 2013년 조사된 14~18세 청소년의 음료 음용 실태에 따르면 하루 평균 4잔에 미치지 못하고 있는 것으로 나타났다. 따라서 만성적 탈수 현상이 유발될 수 있는 것으로 확인되었다. 뿐만 아니라 일반인들의 수분 섭취량을 확인해 본 결과 약 40% 정도에게서 잘 마시지 않는 것으로 니타나 수분 섭취를 잘 하도록 하는 것이 필요한 것으로 확인되었다. '화장실 가는 것이 불편해서', '마실수록 허기가 져서' 등이 물을 잘 마시지 않는 이유였다.

또한 같은 조사에서 직장인들이 커피와 녹차 등의 음료를 수분 섭취와 동일하게 생각하는 것으로 확인되어 수분 섭취에 대한 정확한 교육이 필요하다는 것을 알게 되었다. 커피나 녹차, 맥주 등은 물과 함께 섭취되지만 이뇨 작용을 하는 성분이 있어서 마시면 바로 소변으로 배설되기 때문에 탈수를 조장하는 효과가 있다. 따라서 이런 음료를 마시는 경우엔 더 많은 양의 수분을 섭취해야 한다.

그렇다면 물을 많이 마시면 살이 빠질 수 있을까? 다른 음식의 섭취가 줄고 물 섭취가 늘면 당연히 체중이 감소할 수 있다. 하지만 먹고 싶은 음식 다 먹고 물을 더 많이 먹는 것은 체중 감소에 도움이 되지 않는다. 물은 우리 몸의 여러 대사과정에 반드시 있어야 한다. 즉 탄수화물이나 단백질, 지방을 에너지화하는 과정에 물은 반드시 필요하다. 따라서 충분한 물을 공급하는 것은 먹은 음식물을 대사과정에서 전부 사용하도록 하는 좋은 영향을 줄 수 있다. 또한 식사 전 물 섭취는 포만감을 느끼게 하고, 공복감을 감소시켜 과식이나 폭식의 위험을 줄여줄 수 있다. 차가운 온도의 물을 섭취하면 체내에서 물의 온도를 신체와 같은 온도로 맞추는 작용을 한다. 그러기 위해서는 에너지가 필요하므로 찬 물을 섭취하는 것만으로도 체중 감소 효과를 얻을 수 있다.

중요한 것은 갈증을 배고픔으로 착각하는 경우도 많은 것으로 확인되기 때문에 이를 잘 구분할 줄 알아야 한다는 점이다. 먹고 싶은 충동이 일어날 때 일단 물을 마셔보는 것도 좋은 방법이다.

▶**식전, 식후 물 섭취의 진실**

식전 물 섭취에 대해 걱정하는 분들이 있다. 즉, 소화액의 희석으로 소화 작용에 방해가 될 수 있다는 이야기다. 하지만 이는 기우에 불과하다. 소화라는 과정은 섭취한 음식물을 물리적, 화학적으로 죽을 만드는 과정을 말한다.

물리적인 작용은 위가 움직이면서 음식물을 부수는 작용을 말하고, 화학적 작용은 위산과 소화액이 분비되어 음식물을 분해하는 것을 말한다. 이런 일련의 화학적 작용에 문제가 될 것이라는 말이지만 우리 몸은 자신의 습관에 길들여져 있기 때문에 늘 물을 식전에 마시는 경우 전혀 문제가 되지 않는다.

또한 음식물 분해가 제대로 되지 않는 경우엔 소장으로의 배출이 잘 되지 않고 다시 위장에서의 분해과정을 거치게 되어 있다.

따라서 식전에 물을 마시는 것은 문제가 되지 않는다.

결론적으로, 물은 조금씩 자주 마시는 것이 좋다. 필요한 만큼 계속 보충해 주는 것이 한 번에 많은 양의 물을 섭취하는 것보다 좋기 때문이다. 다이어트에 물이 좋다고 물을 너무 많이 마시면 물 중독에 빠질 수 있다.

2007년 물 많이 마시는 대회에 참가한 한 여성이 다음 날 물 중독 증상으로 사망하는 사건이 발생한 적도 있다. 너무 많은 수분이 몸속으로 들어왔을 때 나트륨, 즉 염분이 상대적으로 줄어들어 저나트륨 혈증이 유발되고, 이는 뇌에 부종을 유발하여 숨쉬는 중추를 압박하기 때문으로 알려져 있다. 하지만 이는 극단적인 경우이고, 우리가 하루 동안 마시는 정도의 물로는 이런 중독 증상은 오기 어려우니 크게 걱정하지 않아도 된다.

그러나 물을 적게 마셔야 하는 사람, 즉 많이 마시지 않아야 하는 사람도 있다. 간 질환을 앓고 있는 환자, 신장병이 있는 경우는 수분 섭취에 유의해야 한다. 염증성 비뇨기 질환, 폐렴, 당뇨병, 통풍 등의 질병은 충분한 수분 섭취가 도움이 되니 참고하자.

더 이상 귀한 몸을
마루타로 만들지 말라

다이어트는 인류가 태어난 이래로 계속되었던 것 같다. 대공황 때에도 부유한 사람들의 고민은 '어떻게 하면 날씬해질 수 있을까?'였다고 한다. 체중의 증가는 많이 먹고 덜 움직여서 나타난다고 알고 있다. 그렇다면 덜 먹고 많이 움직이면 쉽게 빠져야 한다. 현대인들의 가장 큰 고민인 체중 감소, 말로는 쉽게 설명할 수 있어도 생각만큼 성공하기 어려운 일이다. 어떻게 해야 다이어트에 성공할 수 있을까?

최근 다이어트의 새로운 방법인 양 알려지고 있는 것들은 대부분 예전의 방법을 조금 모양을 바꾸어서 사람들에게 소개하는 것이 대부분이다. 양배추 수프를 응용한 해독 다이어트, 단백질을 고기에서 우유로 바꾼 덴마크 다이어트 등 대부분의 다이어트가 과거에 모두 유행했던 것들의 변주다.

알려진 바로는 다이어트의 가짓수만 2만6000가지가 넘는다고 한다. 이렇게 여러 방법들이 이용될 수 있다는 것은 바로 '정답이 없다'는 말과 같다. 또한 정확한 원리와 기술은 있으나 따라 하기가 너무 힘들다는 설명도 가능하다. 이런 방법들이 전혀 효과가 없었다면 사람들이 따라 하지 않았을 것이다. 또한 한 번의 시도로 효과가 지속되었다면 2년 후 실패율이 99.5%로 나타나지 않았을 것이다.

▶ **외식부터 줄여라**

다이어트의 기본은 정말 단순하다. 실망시켰다면 미안하지만 정답은 그저 덜 먹고, 많이 움직이는 것이다. 한국식품연구원은 질병관리본부의 국민건강영양조사 4년(2007~2010년)간의 데이터를 이용하여 영양 공급원과 남성의 비만과의 관계에 대한 연구 결과를 2012년 12월 26일 보고했다.

만 20세 이상의 남성 7960명의 자료를 분석한 결과, 남자의 경우 저녁식사로 가정에서는 367.12g, 외식으로는 529.93g을 먹는 것으로 나타나 외식을 하는 경우 상대적으로 비만이 될 가능성이 높은 것으로 추정된다. 따라서 남성들의 비만을 해결하기 위해서는 외식 빈도를 줄이는 것과 외식을 할 경우 식사량 조절 노력이 필요한 것으로 지적됐다.

음식과 관련된 재미있는 연구 결과도 있다. 미국 코넬 대학의 사회심리학자인 브라이언 원신크 교수는 세계비만학회지 International Journal of Obesity에 화가들의 빈번한 소재인 '최후의 만찬'이라는 작품에 등장하는 음식물과 그릇의 크기를 시대별로 비교한 연구 결과를 발표했다.

파이돈 출판사에서 발간한 그림 책에 등장하는 서기 1000~2000년 사이에 다양한 화가들이 그린 52편의 '최후의 만찬'을 비교 분석한 것이다. 이 그림에 등장하는 빵, 음식 그리고 접시들을 CAD-CAM이라는 컴퓨터 프로그램을 이용하여 3차원적으로 크기를 분석하면서 작품의 크기에 따라 발생할 수 있는 음식물의 편차를 없애기 위해 그림에 등장하는 인물들의 평균 머리 크기로 보정하여 상대값을 산출했다. 분석 결과 지난 1000년간 음식의 크기가 꾸준히 증가했음을 보고하였는데, 지난 1000년 동안 주요 요리(메인 코스 요리)는 그 사이즈가 69.2% 증가했고 빵과 접시는 각각 23.1%, 65.6% 증가했다. 특히 1500년대부터 2000년대 사이에 그 증가가 두드러지게 나타났다.

이와 비슷하게 맥도날드의 햄버거 크기도 서서히 커진 것으로 확인된다. 맥도날드는 1940년 미국 캘리포니아 주의 리처드와 모리스라는 맥도날드가의 두 형제가 시작했다. 성공적인 패스트푸드점으로서 맥도날드는 지속적으로 다양한 메뉴를 선보였는데 1979년에 시작한 해피밀Happy Meal이 대표적이다. 아이들을 위한 메뉴인 해피밀은 작은 햄버거와 작은 컵에 들어 있는 음료수 그리고 장난감을 함께 주는데, 아이들용인 해피밀의 햄버거 크기는 실제로 1940년대 일반 성인용 햄버거 사이즈와 거의 비슷하다고 한다.

스코틀랜드 애버딘 대학의 존 스피크먼 교수는 칼로리 소비량은 1980년대나 지금이나 그대로인데 칼로리 섭취는 현재 3500㎉로 1980년대에 비해 3분의 1가량 증가했다고 말했다. 지난 25년간 성인 남성은 하루 1380㎉, 여성은 평균 950㎉를 소비해왔고 지금도 비슷하게 유지되고 있다는 것이다. 그는 "유행처럼 증가한 비만은 운동을 적게 했기 때문이라기보다는 많이 먹기 때문에 생긴 것"이라고 규정했다. 따라서 운동보다는 음식 섭취량을 조절하는 것이 더 현실적이라고 조언했다. 또한 그는 "우리 몸은 안정을 유지하려는 경향으로 인해 낮에 더 운동하면 할수록 저녁 때에는 덜 움직이게 된다"고 말하기도 했다.

실제 예전에는 저녁을 먹은 뒤 독서를 하거나 라디오를 들었지만 세월이 흐르면서 TV 시청으로 바뀌었고, 다시 컴퓨터 앞에 앉아 있는 일이 많아졌지만 칼로리 소비는 비슷하다는 것이다. 그는 강도 높은 운동을 1시간가량 할 경우 300㎉가 소비되는데, 이는 하루 음식 섭취량의 10%로 작은 샌드위치 조각 하나에 해당된다고 덧붙였다. 또한 "체질량지수가 35인 사람이 표준으로 낮추려면 매일 4~5시간의 운동을 해야 하고 아마도 평생 해야 유지될 것"이라고 하면서 "음식 섭취를 30% 줄이면 동등한 효과를 거둘 수 있다"고 강조했다.

뉴욕 헌터 대학의 허먼 폰처Herman Pontzer 교수는 야생 수렵생활을 하는 아프리카 탄자니아 북부 하드자 부족Hadza hunter gatherers과 미국, 유럽의 사무직 근무자들의 일상적 에너지 소비량을 확인하는 연구를 진행하고 2012년 미국 공공과학도서관 저널인 〈플로스 원〉에 발표했다.

몸의 크기를 보정하고 확인한 결과 하드자 부족의 에너지 소모량은 놀랍게도 미국과 유럽의 사무실에 근무하는 이들과 거의 비슷한 것으로 나타났다. 이는 현대인이 과거에 비해 훨씬 운동량(에너지 소비량)이 적어 비만이 발생할 것이라는 이론에 반대되는 결과다. 따라서 비만은 활동량의 문제가 아니라 음식 섭취량 때문에 나타난 것으로 재검토할 필요가 있다.

이번 연구 결과는 '삶의 방식이 다양하더라도 에너지 소비 수치는 비슷하다'는 것으로 신체의 에너지 소비는 매우 복잡하다는 것을 확인한 결과다. 즉, 육체적 활동에 에너지를 더 많이 쓰면 뇌 활동, 소화 등에 에너지를 덜 쓰게 돼서 균형을 맞추는 효과가 있다는 것이다. 물론 운동이 건강에 중요하지 않다는 것은 결코 아니다. 하드자 부족은 서구인들에 비해 매일 훨씬 더 많은 에너지를 신체 활동에 소모하는데, 덕분에 고령층에서 심장병 등 만성 질환에 덜 걸리는 것으로 나타났다.

이런 여러 연구 결과들을 확인해 보면 다이어트의 방법에 확실한 해답지는 없어 보인다. 그러나 한 가지는 분명하다. 덜 먹고, 많이 움직이기. 더 이상 화려한 다이어트 방법에 휘둘리지 말고 나에게 잘 맞고 필요한 다이어트 방법을 적용하자. 기본은 한 가지. 먹는 양과 운동도 남들이 하라는 대로 하지는 말고, 약간의 시행착오가 있더라도 나의 몸에 잘 맞는 것을 선택하자. 남들이 다 하는 다이어트 방법을 무작정 따라 하는 것은 효과도 크게 볼 수 없을 뿐만 아니라, 건강을 해치게 될 수도 있다.

● 마흔의 다이어트, 이것부터 먼저!

다이어트의 다양한 방법과 변화 양상

1. 1930~40년대의 다이어트

이 시기에는 정말로 무모하고 다양한 방법들이 시도됐다. 담배를 피우는 흡연 다이어트, 마스터 클렌즈라는 '레몬주스＋칠리페퍼＋메이플 시럽 Lemonade+cayenne pepper+maple syrup'만 먹는 다이어트 방법이 유행했다. 하지만 이 방법은 아무런 과학적 근거가 없다. 최근 이를 응용한 디톡스(해독) 다이어트가 유행하고 있지만 장기적으로 시행할 경우 근육 손실 등의 심각한 부작용이 따를 수 있다. 단기간의 부작용으로는 피곤, 구역감, 현기증, 탈수증 등이 있다.

2. 1950년대의 다이어트

이 시기에는 조금 황당한 기도 다이어트가 시작되었다. 1957년 찰리 쉐드의 《체중 감량을 기도하라 Pray your weight away》는 책이 베스트셀러가 되면서 기도로 다이어트를 하였던 시대다. 이후로 기도와 관련된 책들이 많이 발간되면서 체중 감량을 위한 기도요법이 유행했다.

3. 1960년대의 다이어트

양배추 · 바나나 · 사과 · 우유 · 고구마 등을 이용한 원푸드 다이어트가 유행했던 시기다. 대부분의 전문가들은 이런 한 가지 음식을 지속적으로 먹을 경우 수분 부족이나 영양소 부족으로 인한 문제를 초래할 수 있을 것으로 염려한다.

4. 1970년대의 다이어트

이 시기부터 약물이 등장하고, 먹으면 토하게 하는 약물을 이용했다. 뇌출혈 유발 부작용 때문에 곧 이런 약물은 사용이 금지되었다. 다이어트 약물은 서기 2세기경 그리스에서 설사제를 운동 마사지 등과 함께 이용한 것에서 유래됐다. 1920~30년대에는 갑상선호르몬이 대사를 빠르게 하면서 체중 감량에 도움을 준다는 사실이 발견돼 사용됐지만 가슴 두근거림과 수면장애로 쉽게 사용하기 어려웠다. DNP는 치료제가 1933년 사용되기 시작했으나 과량 복용 시 치명적인 체온 증가가 나타났다. 이후 암페타민이 1930년대 후반부터 사용되었으며 체중 감소와 함께 각성 효과로 인해 무지개 약 rainbow pill 으로 이름을 떨쳤다. 이후 이뇨제, 갑상선약, 설사제 등을 한꺼번에 사용하면서 1967~68년에 많은 사망자가 발생한다. 이후 1979년 암페타민은 미 FDA에 의해 체중 감소에 사용할 수 없게 된다. 펜터민은 1959년, 펜플루라민은 1973년 FDA의 승인을 얻어 비만에 이용된다. 이 두 가지 약물을 동시 사용한 경우 2년 이상 10% 이상의 체중 감량이 유지

된다는 논문 발표 후 펜펜fen-phen은 최고의 다이어트 치료제로 이용된다. 이후 1990년대 중반에 덱스펜플루라민Dexfenfluramine이 개발되어 펜플루라민의 대체제로 사용되었다. 하지만 이 두 가지 약제의 병합 사용은 심장판막 질환을 유발하여 1997년 시장에서 사라진다. 에페드라Ephedra라는 약물도 2004년 시장에서 퇴출되었다.

5. 1980년대의 다이어트

이 시기에는 스카스데일 식이요법이 유행했는데 2주 동안의 고단백, 저탄수화물, 저칼로리(하루 1000㎉)를 섭취하는 다이어트법이다. 하지만 극단적 저칼로리는 건강상 문제를 유발하기 때문에 위험한 다이어트다.

6. 1990년대의 다이어트

이 시기에는 앳킨스 다이어트(황제 다이어트)가 등장하고, 삼성가에서 시도했다는 소문 때문에 돌풍처럼 퍼져나갔다. 이 다이어트는 1958년 앨프리드 페닝턴의 〈체중 감량〉이란 논문이 발표되면서 유행했다. 단백질을 늘리고 탄수화물은 거의 먹지 않는 다이어트법이다. 이후 1972년 《앳킨스 박사의 다이어트 혁명》이 출판되면서 더욱 유명해졌다. 이때부터 지방보다는 탄수화물이 비만의 주요 원인으로 생각되었다.

7. 2000년대의 다이어트

이 시기에는 이전의 방법들을 조금씩 수정한 다이어트가 등장한다. 뿐만 아니라 스즈키 다이어트, 간헐적 단식, 1일 1식 다이어트 등이 큰 반향을 일으키며 유행했다. 또 바이블 다이어트란 것도 있었는데, 루빈 클레임이란 사람이 자신이 크론씨 병에서 회복되었다고 주장하면서 시작된 다이어트다. 클레임은 자신이 재배하는 농장의 채소들을 이용하여 신이 깨끗하다고 정해준 것으로 다이어트를 하였는데, 2004년 미국 식품의약국에서 아무런 과학적 근거를 찾을 수 없다고 판매를 중단시키면서 끝이 났다. 이외에도 정말 수많은 다이어트 방법들이 소개되고 있고 진행되고 있다.

최근에는 다이어트에 기능을 인정받은 많은 물질들을 이용한 건강기능식품들이 판매되고 있다. ●

요요 없이
2년만 유지하자

다이어트란, 인간의 본능과 반대되는 일이다. 다이어트를 하려면 반드시 '덜 먹어라'라는 명령이 따라다닌다. 그런데 이 '덜 먹어라'라는 말이 쉽지 않은 이유가 있다.

생명체란 유전자가 잠깐 쓰다 버리는 생존기계이자 꼭두각시다. 《이기적 유전자》의 리처드 도킨스는 이 꼭두각시를 움직이는 실질적인 주인은 영원히 사라지지 않는 유전자라고 말한다. 진화를 논리적으로 바라보는 유일한 방법은 유전자의 시선에서 변화를 바라보는 것이다. 결국 인간을 비롯한 살아 있는 모든 것은 생존과 번식이라는 두 가지 사명에만 매진하게 되어 있다.

식욕, 성욕, 수면욕을 사람의 3대 욕구라 한다. 이 중 가장 강력한 것이 식욕이다. 이는 생존 본능이고 다른 어떤 본능보다 강하다. 술, 도박, 알코올, 마약 중독 환자도 3일 굶으면 먹고 싶은 생각밖에 없다. 생존을 위해서는 먹어야 하고 먹으면 안심이 된다.

미국 오하이오 주립대학의 심리학자 테리 피셔 교수는 2012년 〈성 학회지〉에 본능적 욕구에 대한 연구를 발표하였다. 18~25세의 학부 여학생 163명과 남학생 120명을 대상으로 이 중 59명에게는 음식, 61명에게는 잠, 163명에게는 섹스에 대한 생각이 떠오를 때마다 각각 횟수 기록 장치에 입력하게 했다. 이 결과 젊은 남자는 하루 19차례, 젊은 여자는 10차례 섹스 생각을 하는 것으로 드러나 남자가 여자보다 더 많이 생각하는 것으로 확인되었다.

하지만 음식과 잠에 대한 생각을 확인한 결과 남자는 음식 생각을 하루 18차례, 잠자는 생각은 11차례, 여자는 음식 15차례, 잠 8.5차례 한 것으로 나타나 남녀 간에 유의한 차이를 보이지 않았다.

즉, 본능적 욕구인 음식에 대해서는 남녀 간에 차이가 없는 것으로 확인되었다. 이렇게 음식에 대한 생각, 즉 먹는 것은 가장 기본적인 본능인데 이를 어기는 다이어트를 하는 것이 쉬울까?

다이어트의 기본적 방법은 무엇일까? 바로, 제대로 먹는 것이다. 비만은 제대로 먹지 않았기 때문에 발생한다. 즉, 정상적이고 균형 잡힌 알맞은 식단대로 식사를 하지 않았기 때문에 비만이 유발된다. 따라서 제대로 먹지 않고 해야 하는 다이어트 방법은 체중의 변화를 일시적으로 보여줄 수 있지만, 이 방법에서 조금이라도 한눈을 팔면 더 심각한 상태로 되돌아간다. 바로 요요 현상이다. 다이어트를 해본 사람이라면 겪어 봤을 바로 그 현상이다.

▶진짜 다이어트는 2년 이상 지속되어야 한다

환자 중에 2년 전부터 체중 조절을 위해 노력하고 있는 자매가 있다. 두 사람은 키도 체중도 비슷할 뿐만 아니라 하고 있는 일도 비슷하다. 같은 직장에서 일한다.

처음 이들의 체중은 키 150cm, 체중 88kg, 86kg으로 확인되었다. 처음 식습관과 운동 등을 확인하고 다이어트를 시작해 제법 체중이 줄어서 70kg까지 감소했으나 한동안 오지 않더니 약 3개월 후 다시 85kg이 되어 나타났다. 체중이 주기적으로 떨어졌다 올라가는 현상을 보였다. 2~3개월 체중 감소가 있다가는 금세 다시 원상태로 되돌아가고, 어느 때는 원래보다 더 증가한 체중으로 찾아오곤 했다. 6개월 전에는 처음 만났을 때보다도 7~8kg 증가한 상태로 찾아왔다.

이렇게 아직 30대 초반인 자매가 체중의 악순환을 계속한다면

50대 폐경 즈음에는 근육량 감소, 기초대사량 감소 및 성장 호르몬(지방을 분해하는 역할을 함) 감소로 인해 어마어마한 지방 과잉 상태가 될 것이 확실하다.

두 자매의 식이 분석을 해보니 아침은 거의 못 먹고 점심은 간단하게, 저녁은 샐러드 종류로 때우고 있었다. 이러다가 어느 날은 갑자기 폭식을 하는 상태를 보였다. 그렇다 보니 먹고 싶다는 욕구가 만성적 스트레스로 남아 있는 상태임이 확인되었다.

두 자매에게는 무작정 적은 양의 식사를 하도록 하는 것이 지속적 다이어트 효과가 있는 것이 아니다. 먹고자 하는 욕구를 충족시켜 가면서 배가 고픈 것이 어떤 건지 확인하도록 도와주고, 배가 고플 때만 먹도록 교육한다면 좀 더 쉽게 다이어트를 할 수 있을 것으로 생각한다.

이처럼 끊임없는 요요를 반복하는 것이 바로 지금까지 우리가 해온 다이어트의 현실이다. 이런 요요의 악순환에서 벗어나기 위해서는 앞서 이야기했던 기본적인 마음가짐부터 점검해보아야 하는 것이다.

단기간에 살을 빼고자 노력하는 것은 다시 말해, 건강을 아주 빠른 시간 내에 해치고자 노력하는 것이나 마찬가지다. 시작했으면 무조건 장기전이다. 인생을 길게 볼 수 있어야 한다. 최소 2개월 이상은 지속할 수 있어야 하고, 2년 이상 유지할 수 있어야 건강한 다이어트라 할 수 있다.

● 마흔의 다이어트, 이것부터 먼저!

다이어트 기본 마인드 셋

1. 좋은 음식을 똑똑하게 먹자

2. 평생 가능한 방법이 아니면 쉽게 시작하지 말자

3. 비만은 단지 과식의 문제다
- 크기, 양을 줄이는 방법 외에는 모두 일시적인 효과뿐이다.
- 덜 먹어야 한다는 생각과 이제 그만 과식하자는 생각의 결과는 하늘과 땅 차이다.
- 살 빼는 데 실패하는 것이 아니고 2년 이상 유지하는 데 실패한다.

4. 나는 원래 살이 안 찌는 체질이다
- 모든 인간은 날씬하게 세팅되어 태어났다.
- 단지 자신의 몸의 신호에 귀를 기울이지 않고 입의 즐거움을 위해 몸을 혹사시킨 결과가 비만이다.
- 나의 몸에 조금만 더 귀를 기울이면 원래의 날씬한 모습으로 돌아간다.

5. 항상 내 몸을 배고프지 않게 한다

- 3끼 이상을 먹는다. 배고프면 언제든지 먹는다.
- 몸이 원하는 것은 어떤 종류든 상관 없다.
- 언제, 몇 번보다 하루 총량이 중요하다.

6. 배가 고플 때만 먹는다

- 식사시간, 스트레스 등 어떠한 다른 이유로도 먹지 않는다.
- 진짜 배고픈 신호를 느끼고 먹는다.

7. 배가 부르기 시작하면 먹지 않는다

- 돈이 아깝다고 일부러 먹지 않는다(과하다고 느껴지면 차라리 처음부터 포장을 부탁한다).
- 음식보다 내 몸이 훨씬 소중하다. 필요량 이상은 쓰레기다. 쓰레기를 소중한 몸속에 집어 넣지 않는다.
- 배가 고파지지 않는 순간을 정확히 느낄 수 있도록 천천히 먹는다.
- 조금씩 맛을 음미하면서 먹는다.

8. 가장 행복하고, 즐겁게, 맛있는 것을 먹는다

- 내가 좋아하는 음식을 먹는다.
- 칼로리 계산은 일부러 하지 않는다.

느끼고, 마음먹고, 행동하자

40

우리의 삶은 생각대로 잘 진행되지 않는 경우가 훨씬 많다. 체중과 연관된 일들도 내 마음대로 되지 않을 때가 많다. 다이어트를 계획하고 실천하는 과정에도 많은 식사 약속이 잡히게 마련이다. 돌잔치, 결혼식, 장례식 등의 예상치 못한 행사로 인해 모처럼 마음먹은 다이어트를 지키지 못하게 된다.

하지만 이런 상황에 처하더라도 나 스스로 흐트러지면 안 된다고 느낄 수 있다면 그것만으로 1단계는 성공한 것이다. 즉, '이건 아니다'라고 스스로 생각하고 느끼는 것이 아주 중요한 다이어트의 시작 포인트라고 할 수 있다.

체중을 감량하고자 하는 준비가 되어 있는 상태에서 이런 느낌을 받았다면 다음 단계는 마음을 다잡는 것이다. '오늘만 먹고 다음부터 해야지'라는 생각이 들더라도 '이건 아니야' 하고 마음을 다잡을 수 있다면 '오늘도 잘 참아야지'라는 마음으로 발전한다. 얼마든지 이런 수순으로 우리는 변화될 수 있다.

▶ 지속적인 행동은 곧 습관이 된다

말콤 글래드웰은 그의 저서 《아웃라이어》에서 '1만 시간의 법칙'이라는 개념을 소개했다. 무엇이든 자신이 선택한 일에 1만 시간을 투자하면 그것에 한해서는 전문가가 될 수 있다는 뜻이다. 다이어트도 마찬가지다. 문제점을 느끼고 마음을 먹게 되면 바로 행동까지 이어지게 된다. 지속적인 행동은 곧 습관이 되고, 이는 앞으로 지속적인 다이어트 습관으로 발전할 수 있다.

　느끼고, 마음먹고, 행동하는 것. 이 치료법은 우리들이 어떤 상황에서 자동적으로 떠오른 생각이 스스로의 마음에 영향을 주고, 몸의 반응을 유발하고 따라서 행동을 촉진한다는 행동체계를 기본으로 한다. 그러므로 자동적으로 떠오른 생각을 바꾸거나 또는 인정할 만한 다른 대안으로 바꾸도록 훈련함으로써 자동적 생각에 따른 행동을 바뀌도록 하는 것을 말한다. 이 방법이 '비만의 인지행동 치료법'이다.

이렇게 체중 감량에 인지행동 치료를 이용하기 위해서는 우리들은 어떤 행동을 하려고 할 때마다 잠깐 마음을 다시 확인하는 노력이 필요하다. 즉, 맛있는 음식을 보고 '오늘만 실컷 먹자'는 마음을 먹게 되었을 때, 음식을 집어먹는 행동을 시작하기 전에 한 번 잠깐 멈추고 다시 한 번 확인해 보자는 것이다. '이것이 정말 내가 원하는 행동인가', '더 나은 대안은 없는가?', '오늘 실컷 먹는 것이 지금 이순간 정말 최선의 행동인가' 등의 확인이 필요한 것이다.

비만한 사람들이 아무 생각 없이 자꾸 식이 조절에서 무너지는 것은 바로 어떻게 조절해야 하는지 모르기 때문이다. '그냥 무작정 덜 먹는다는 것이 얼마나 어려운 일인가'는 다이어트라는 것을 한 번이라도 시도해 본 사람은 통감할 것이다.

이렇게 식이 조절에서 무너지지 않게 지속적으로 할 수 있는 방법이 바로 인지행동 치료다. 이는 처음부터 스스로 하는 방법이므로 방법을 배워두기만 하면 언제든 지속적으로 이용할 수 있다. 즉, 맛있는 음식을 먹게 되어 있는 회식 장소나 또는 맛있는 음식이 눈앞에 있다고 가정하면, 대부분의 사람들은 '오늘만 먹자'고 쉽게 마음먹고 바로 행동에 옮기게 된다.

하지만 인지행동 치료법을 배웠다면 먹기 전에 다시 한 번 생각하게 되고, 이 마음이 '정말 내가 하고 싶은 일인가', '나에게 이익이 되는가', 아니면 '다른 해결 방법(대안)이 있는가?'를 확인하면서 서서히 행동을 변화시킬 수 있다.

이 방법을 쉽게 정리하면 바로 '느끼고 – (마음을)고쳐먹고 – 행동하자'로 정리할 수 있다. '먹고 싶다' 또는 '오늘만 먹자'와 같이 자동적으로 든 생각을 느꼈으면 이 방법을 이용해보자. 다시 한 번 생각하고, 또 마음을 고쳐먹고, 행동을 수정하는 것을 반복하다 보면 별 생각 없이 음식을 집어먹는 행동을 쉽게 하게 되지는 않을 것이다.

● 마흔의 다이어트, 이것부터 먼저!

**비만의 인지행동
치료의 단계**

1. 감정 느끼기

　사람의 뇌는 3층 구조로 만들어져 있다. 맨 아래층은 생명뇌(동물뇌)로 우리 몸의 기본적 생명 능력을 관장한다. 즉 자율신경계의 중추로 심장 기능, 호흡 기능, 체온 조절 기능 등과 같은 생명 유지 기능을 관장하여 우리를 살아 있도록 한다. 생명뇌의 바로 위에는 변연계(감정뇌)가 자리 잡고 있다. 이 감정뇌는 감정과 욕망, 기억을 관장하는 부분으로 이 부분이 자극되면 자율신경계를 자극하고, 수면과 식이를 조절한다. 뿐만 아니라 이성을 관장하는 대뇌피질과 서로 신호를 주고받으면서 우리의 이성과 감정을 조절하도록 한다. 감정뇌 위에 이성을 관장하는 대뇌피질(생각뇌)이 존재한다.

　이 감정뇌와 생각뇌는 서로 신호를 주고받으며 자율신경계를 조절한다. 감정만으로 우리 몸의 생명과 연관된 심장 박동이나 호흡, 체온 등을 조절할 수 없다. 그렇다고 이성만으로는 이를 조절할 수 없다. 즉 감정을 느끼면서 시간이 지난 후 정리를 하고, 이후에 이성적으로 대처해야만 신체의 기능이 제대로 조절된다. 감정이란 내가 필요한 것을 스스로에게 정확하게 알려주는 역할을 한다. 따라서 이를 정확하게 확인하고 느껴보는 것은 앞으로 나에게 어떤 일이 일어날지에 대해 미리 알아보는 중요한 반응이 된다.

감정을 이성적으로 억제하려고 하면 감정은 순식간에 참을 수 없는 크기로 불어난다. 자신의 감정을 제대로 느낄 수 있어야만, 다음 단계인 마음 고쳐먹기를 할 수 있다. 감정이 변하기 시작하면 일반적인 사람들은 이를 억제하기 아주 힘들다. 이런 변화를 그저 '참자'만으로 해결하기엔 '분노'가 올라오기 때문에 자칫 모든 단계를 망쳐버리게 될 수도 있다. 따라서 감정을 억누르려고 하지 말고, 변화하는 감정을 그대로 느껴보는 것이 필요하다. 즉, 무조건 억제하려고 하지 말고, 그대로 관망해 보자는 것. '매운 갈비찜이 미치게 먹고 싶다'는 마음이 들면 이를 누르려 하지 말고 시간을 두고 잠시 기다려보자. 그러면 조금 지나 '왜 이런 마음이 들었을까'라는 생각이 들면서 나의 실제적 감정을 느낄 수 있게 된다. 동료와의 갈등 때문인지, 해야 할 업무를 하지 않은 것이 걸려서인지 등을 알아차리게 된다. 내가 왜 매운 갈비찜을 먹어야 하는지에 대한 이유를 비로소 깨닫게 되는 것이다.

2. 마음 고쳐먹기

우리들은 하루하루 많은 일을 겪으면서 불안감, 우울감, 슬픔, 분노, 공포와 같은 감정 상태를 겪는다. 이런 감정 변화는 자율신경계를 자극하여 여러 신체적 변화를 유발한다. 예를 들면 심한 긴장을 했을 때 안절부절못하면서 땀이 나고, 심장이 두근거리는 상태가 되고, 긴장을 하면 괜히 숨이 차는 것 같으면서 헛기침이 나고, 슬픈 일이 닥치면 마음이 무겁고 몸에 힘이 빠지는 상태가 된다.

우리는 이렇게 신체의 증상을 느끼면서 감정의 변화를 확인한다. 자신의 감정이 어떤지를 확실하게 느끼게 되면, 자신이 하고 싶은 욕구를 정확히 알게 되고, 이 감정으로 인해 어떤 행동을 할 것인지를 알게 된다. 그리고 이 행동이 나에게 미칠 영향도 알 수 있게 된다. 이런 상태에서 자신의 마음을 올바른 방향으로 고쳐먹을 수 있다면, 별 생각 없이 행동할 때와 다르게 우리 스스로에게 유리한 행동을 자연스럽게 취할 수 있다. 이를 '마음 고쳐먹기'라고 부른다. 요즘 많이 쓰는 '마음 다스리기'도 비슷한 말이다. 명상이나 호흡 조절, 이미지 훈련법 등이 바로 자신의 느낌을 제대로 안 후에, 다시 한 번 생각할 수 있는 마음 고쳐먹기의 한 방법이다.

3. 행동하기

자신이 어떤 상황에서 불편하거나 힘든 감정을 느끼면 분명 이에 대한 반응이나 행동을 하고자 시도한다. 이때의 반응은 동물적 반응으로 스스로에게 해가 되는지, 이익이 되는지 생각하지 않고 그냥, 무작정 행동할 수 있다. 이런 행동을 여러 번 반복하면 스스로 문제가 있다는 것을 알게 되고 고쳐보려는 노력이 일어난다. 그런데 습관적으로 먹는 행동을 보이는 사람들은 단순한 체중의 증가로 보여지기 때문에 심각하게 생각하지 않는 경향이 있다. 그러나 나의 느낌을 제대로 파악하고, 이를 확인하며 나에게 유리한 쪽으로 마음을 고쳐먹을 수 있게 되면 비로소 습관적으로 먹고 있는 모습에서 벗어날 수 있을 것이다. ●

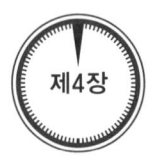

평생 다이어트의 시대, 우리가 간과하고 있는 것

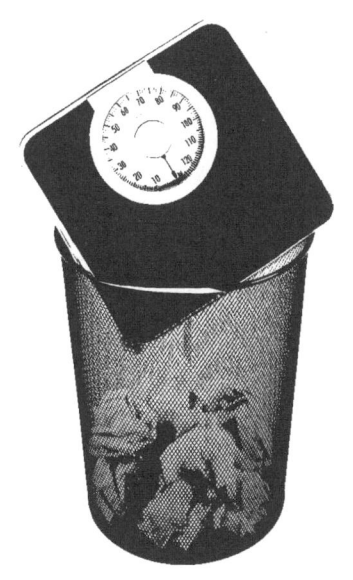

✓ 위 밴드, 신중하게 결정하라

✓ 혹시 당신은 음식 중독?

고도비만을 수술적 방법으로 치료하려면
많은 요인을 고려해 보아야 한다. 수술적 방법은
본인이 의사결정을 내릴 수 있는 18세 성인 이상부터 가능하며,
적어도 기대수명이 많이 남아 있는 60세 이하의 성인이 대상에 포함된다.
따라서 단순히 주관적으로 살이 쪘다고 느껴 비만 치료를 위해
수술적 방법을 고려하는 것은 위험하다.

위 밴드, 마지막 선택일까?

비만이 심각한 사회적·의학적 문제로 부상하면서 특히 일반적 방법으로 해결하기 어려운 비만 상태, 즉 고도비만인 사람들이 늘어나고 있다.

어린 시절부터 유난히 뚱뚱한 몸매였던 여성 박모(42) 씨. 성장을 하면서 체중이 감소하기는커녕 점차 체중이 증가해 고도비만 상태에 도달했다. 벌써 몇 년째 체중 감량을 위해 운동과 식이 요법을 시도하고 있지만 체중에 큰 변화가 없을 뿐만 아니라 우울증, 생리불순 등 여러 합병증이 나타나 근본적인 치료법으로 수술적 방법을 고려하고 있다.

전문의로서 초고도비만에는 수술이 유일한 치료 방법이라고 생각한다. 오랜 시간을 투자해 다양한 시도를 해봤지만 거의 효과가 없는 경우 수술을 결정한다. 우리나라에서는 수술로 비만을 치료한다는 것이 아직 생소할 수 있지만 비만 환자가 많은 외국에서는 일찍부터 수술이 고도비만에 대한 표준 치료로 자리 잡았다.

고도비만은 당뇨병, 고혈압, 심장 질환 등 각종 합병증을 불러일으킬 가능성이 정상인보다 매우 높기 때문에 빠른 치료를 요한다. 고도비만 환자를 대상으로 한 식이요법, 운동, 약물 치료 등 비수술적인 치료법은 일시적으로는 효과를 볼 수 있지만 근본적으로 치료되기는 어렵다. 따라서 일반적 치료법에 반응하지 않는 환자의 경우에는 수술 요법을 고려할 필요가 있다.

만약 여러 방법을 시도했는데도 살 빼기가 어려운 고도비만 환자라면 최근에 선호되고 있는 치료법인 위 밴드(랩밴드) 수술을 고려해 볼 수 있다.

▶**수술 전에 생각해야 할 것들**

하지만 고도비만을 수술적으로 치료하려면 많은 요인을 고려해 보아야 한다. 수술적 방법은 본인이 의사결정을 내릴 수 있는 18세 성인 이상부터 가능하며, 적어도 기대 수명이 많이 남아 있는 60세 이하의 성인이 대상에 포함된다. 따라서 단순히 주관적으로 살이 쪘다고 느껴 비만 치료를 위해 수술적 방법을 고려하는 것은 위험하다. 무엇보다도 고도비만 환자가 수술을 결정하며 느끼는 불안감과 수술 후 부작용에 대한 위험을 담당의가 최소화하는 것이 우선되어야 한다.

고도비만 수술법 중 현재 국내에서 주로 시행되는 것은 복강경 수술을 통한 섭취 제한 방식이다. 위 밴드 수술과 위소매 절제술로 구분된다. 이렇게 위 밴드 수술과 위소매 절제술을 선호하는 이유는 합병증이 발생할 확률이 낮고, 수술 후 일상생활에 복귀할 수 있기 때문이다.

위 밴드 수술은 인체에 무해한 의료용 실리콘 밴드를 삽입해 위의 입구를 좁히는 수술이다. 음식 섭취량은 줄어들지만 빨리 포만감을 느끼게 돼 서서히 목표 체중에 도달하게 된다. 위 밴드 수술은 위의 원형이 그대로 보존되기 때문에 위 밴드를 제거하면 수술 전의 상태로 원상 복귀가 가능하다.

위 밴드 수술은 수술 시간이 짧고 수술법도 간단하다. 위와 식도의 연결 부위에 풍선이 달려 있는 위 밴드를 설치하고 조금씩 풍선을 부풀려 음식이 넘어가는 입구를 조여 음식 섭취량을 줄인다. 비교적 단순한 수술이기 때문에 시간이 적게 걸릴 뿐만 아니라 심각한 합병증이 발생할 가능성도 작다.

위소매 절제술은 위의 한쪽을 절단해 가늘고 긴 원통형으로 성형하는 방법으로 한 번에 먹을 수 있는 음식량을 제한하는 방법이다. 이 수술은 식욕 조절 호르몬을 분비하는 부위를 절제하기 때문에 식욕 감소를 원하는 환자들에게도 시행된다. 위 밴드 수술과 더불어 많이 시행되며 위 밴드 수술이 실패했을 경우 2차적 수술로도 시행할 수 있다.

대다수 고도비만 환자에게 수술적 방법을 시행할 경우 초과된 체중의 약 3분의 2 정도가 줄어드는 효과를 볼 수 있다. 하지만 수술 후 장기간에 걸쳐 천천히 체중이 줄어들기 때문에 갑자기 체중이 감소할 것이라고 기대하지 않는 것이 좋다. 수술 후 약 5년 정도 지나면 초과 체중의 60~70% 정도가 줄어들 뿐만 아니라 당뇨병, 고혈압 등의 합병증이 90% 이상 사라지거나 개선될 수 있다.

찬베리아트외과의원 이홍찬 원장에 따르면 초고도비만은 불치병이 아니며, 수술 치료를 통해 긍정적인 결과를 얻을 수 있다. 위 밴드 수술은 복강경을 이용해 수술을 진행하기 때문에 수술 후 통증이 적고 회복이 빠르며, 밴드를 장착한 뒤에는 밴드 조절 관리와 함께 식이요법이 자연스럽게 되기 때문에 1년에 최소 30kg 정도 체중을 감량할 수 있으며 본인의 의지에 따라 지속적인 체중 감량도 가능하다고 한다. 최근에는 초기 위 밴드 수술의 단점을 극복하고 부작용도 최소화할 수 있는 '더블라인 위 밴드 수술'을 개발해 위 밴드 고정과 더불어 배고픔과 포만감 전달 수용체가 많이 분포되어 있는 위 전정부 부위를 주름이 잡히도록 봉합해주어 수술 후 초기 체중을 감량하는 효과를 볼 뿐만 아니라 수술 후 발생할 수 있는 구토, 밴드의 미끄러짐, 미란 현상(봉합 부위가 당겨지면서 발생되는 상처 부위에 밴드가 파고드는 것)을 예방할 수 있다고 전했다.

비만한 사람들은 기도 주변에도 살이 쪄 기도가 좁아져 수면무호흡증을 앓는 경우가 많다. 체중이 일정량 이상 줄어들면 다시 기도가 확보돼 수면무호흡 증상도 완화된다. 수면무호흡증이란 기도 내 탄력이 떨어져 주변 조직이 늘어지거나 기도가 좁아져 생기는 증상이다.

실제로 국내에서 위 밴드 수술을 통해 20kg을 감량한 사람이 수면무호흡증 및 기면증이 완화돼 숙면을 취할 수 있게 된 사례가 있다. 감량 전에는 비만으로 인한 수면무호흡증 탓에 누워서 잠을 잘 수가 없었고, 숙면을 취할 수 없었지만, 체중 감량 후에는 숙면을 취할 수 있게 됐고, 피로 회복 정도도 좋아졌다고 한다.

그러나 우리가 명심해야 할 점은 수술적인 방법이 고도비만 환자에게 효과가 있는 것은 사실이지만, 최후의 수단이 되어야 한다는 사실이다. 또한 사후 관리를 제대로 하지 못하면, 수술이 무색

하게 다시 예전의 몸으로 돌아가는 악순환을 겪을 수도 있다. 자신의 몸 상태를 먼저 제대로 알고, 비수술적인 방법을 최대한 활용한 후에 수술적 방법을 선택해도 늦지 않을 것이다.

● 마흔의 다이어트, 이것부터 먼저!

다양한 체지방량 측정법

비만은 지방이 정상보다 더 많이 축적된 상태이므로 체내 지방량을 측정하여 평가하는 것이 가장 정확하다. 그러나 실제로는 지방량을 간접적으로 평가할 수 있는 쉬운 방법으로 비만을 정의하며, 가장 보편적으로 사용하는 방법은 체질량지수와 허리둘레 측정이다. 개개인이 갖고 있는 지방량을 측정하기 위한 방법에는 다음과 같은 것이 있다.

1. 단순 몸무게

개개인의 몸무게를 키에 비례한 이상적인 몸무게와 비교해 볼 수 있다. 이 방법은 가장 쉽고 가장 일반적이지만, 가장 정확성이 떨어진다. 그 이유는 단지 몸무게만을 측정하고 키, 체형, 근육량을 고려하지 않기 때문이다.

2. 체질량지수 BMI : Body Mass Index

체질량지수는 자신의 몸무게 kg를 키의 제곱 m^2으로 나눈 값이다. 체질량지수는 근육량, 유전적 원인, 다른 개인적 차이를 반영하지 못한다는 단점이 있지만 조사자들이나 의료인들이 가장 많이 쓰는 방법 중 하나다. 체질량지수는 '체중 kg / 신장 m^2'으로 계산하며, 계산 값의 25 이상을 비만으로 분류한다(신장 170cm, 체중 70kg인 사람의 체질량지수는 24.2로 비만이 아님). 어떤 범위부터 과체중인지는 시간에 따라, 국가에 따라 다르지만 현재 서양인의 경우 체질량지수 30 이상의 사람을 비만이라고 하고(세계보건기구), 아시아인 및 우리나라 사람에서는 체질량지수가 25 이상을 비만으로 분류한다(세계보건기구 아시아·태평양지역 지침 및 대한비만학회).

3. 브로카Broca 변법

표준체중표보다 손쉽게 사용할 수 있는 방법으로 브로카Broca 변법이 있는데 이 방식에서는 표준체중^{kg}을 (신장-100)×0.9의 계산을 통해 얻은 다음, (현재 체중/표준체중×100)으로 상대적 체중을 계산한다. 계산된 결과가 110~119%이면 과체중, 120% 이상이면 비만으로 분류한다. 예를 들어 신장이 170cm인 사람의 표준체중은 63kg[(170-100)×0.9]이다. 이 사람의 몸무게가 74kg이면 상대적 체중은 117%(74/63×100)이므로 과체중에 해당한다.

4. 기타

❖ **피부 주름 두께 측정**

이 방법은 몸의 몇 군데의 피부 두께를 측정하는 것이다. 측정한 부분의 지방층으로 몸의 전체적인 지방의 량을 계산해 비만을 판정할 수 있다. 이 방법은 대부분의 사람들에게 정확하지만, 지방이 어느 특정 부위에 집중되어 있는 사람에게는 적합하지 않고, 피부 바로 아래 있는 지방은 반영되지 않는다는 단점이 있다. 또한 측정 방법이 쉽지 않기 때문에 전문가가 시행해야 한다.

❖ **생체전기저항분석**

신체의 지방과 근육은 전기가 서로 다르게 흐른다. 생체전기저항분석은 이러한 전기의 흐름 차이를 이용하여 지방의 비율을 계산하는 방법이다. 표준화된 기준이 없으므로 제작 회사에 따라 각기 다른 계산 공식을 이용하고, 체지방량에 따른 비만의 표준화된 기준이 아직까지 확립되어 있지 않아 이 방법으로 측정된 체지방량으로 비만을 정의할 수는 없다. 따라서 이 방법은 주로 체중 감량 전후의 변화를 관찰하는 데 사용되고 있다. 과거에 이 기술은 특수한 장치를 가지고 전문가에 의해서만 행해질 수 있었지만 현재는 간단한 기구로 집에서도 간편하게 측정할 수 있는 기계까지 개발이 되었다. 그러나 가정용은 의료용과 달리 정확도가 낮으며 측정 오차가 크다. 측정할 때 체내의 수분 상태에 따라 결과가 달라지므로 주의사항(물을 마시지 말 것, 생리 기간을 피할 것 등)을 지킨 후 검사를 해야 결과가 정확하다.

❖ **수중 체중 측정법**

몸의 지방을 측정하기 위한 가장 정확한 방법 중 하나다. 신체를 물속에 완전히 잠근 후의 체중을 물 밖에서 측정한 체중과 비교하는 것으로 몸의 비중을 이용하여 지방량을 계산한다. 지방은 근육보다 비중이 작기 때문에 정확한 지방 분포를 알 수 있다. 하지만 이 방법은 특수한 장비가 필요하다.

❖ **XA(이중에너지 X-선 흡수법)**

몸의 비중을 측정하는 DXA 이미지는 신체 여러 조직의 비중을 이용하여 어떤 부분이 지방인지와, 지방의 비율을 측정하기 위해 사용되었다. 일반적으로 매우 정확한 방법이지만 측정 기계가 고가이며 작동을 위해서는 전문가가 필요하다. ●

● 마흔의 다이어트, 이것부터 먼저!

고도비만 환자의 수술적 치료 방법

　내과적인 방법으로 잘 치료되지 않은 고도비만 환자와 비만에 따르는 각종 합병증을 치료하기 위한 수술적 방법이다. 체중 감량뿐만 아니라 고혈압, 당뇨병 등 고도비만과 관련된 대사성 질환의 치료 효과가 뛰어나 '비만수술'이라는 용어보다 '비만대사 수술'이라고 불린다. 그러나 여전히 체중 감량을 위한 미용 수술로 오해되는 경우가 많다.

　수술 방법은 위의 크기를 작게 하여 빨리 포만감을 느낄 수 있도록 하는 섭취 제한restrictive 수술법과, 음식물 소화에 많은 역할을 담당하는 소장의 처음 부분을 음식물이 지나지 않고 내려가도록 위와 소장 사이에 우회로를 만들어 주는 흡수 제한malabsorptive 수술법 혹은 이 두 가지 방법을 조합한 수술법들이 있다. 최근에는 복강경을 이용한 수술법이 많이 사용되고 있다.

1. 위 조절 밴드술 adjustable gastric banding

　위의 상부에 압력이 조절 가능한 밴드를 둘러서 음식물을 저장하는 위의 크기를 줄이는 수술법이다. 밴드는 튜브로 하복부 피하 조직에 심겨진 압력 조절 부분과 연결되어 있으며, 수술 후 밴드의 압력을 조절해 개인에게 이상적인 위의 크기로 맞게 된다. 수술이 빠르고 간단하며 위를 자르지 않기 때문에 위를 자르는 다른 수술법보다는 초기 합병증이 적다. 하지만 위우회술에 비해서는 체중 감량 효과가 약간 적은 것으로 보고되고 있으며, 밴드가 미끄러지는 등의 후기 합병증이 있을 수 있다. 수술 시간은 1~2시간 정도다.

2. 위소매 모양 절제술 sleeve gastrectomy

위의 종축을 따라 소매 모양으로 위를 절제하여 위의 용적을 줄이고 섭취량을 제한하는 수술이다. 위우회술보다 비교적 수술 시간이 짧고 간단하며 합병증도 비교적 적으나 체중 감량 효과는 위우회술보다 다소 적은 것으로 알려져 있다. 수술 시간은 1시간 이상 소요된다.

3. 루와이 위우회술 Roux-en-Y gastric bypass

위를 식도 부근에서 작게 남기고 잘라서 나머지 위와 분리한 후 소장과 연결해 주는 방법으로 섭취량 제한과 흡수 제한의 두 가지 효과를 얻을 수 있다. 남은 위는 15~20cc 정도로 작아서 한두 숟가락만 들어가도 찰 크기만 남고, 음식 섭취에 중요한 역할을 하는 근위부 소장을 음식물이 통하지 않고 우회하게 된다. 체중 감량 효과가 가장 크지만, 수술이 다소 복잡하고 오래 걸리며, 절단되고 문합(절단 후 연결)되는 면이 누출되거나 봉합이 잘 안 되는 등의 조기 합병률이 비교적 높은 것으로 알려져 있다. 체중 감량 효과가 가장 뛰어나 미국에서는 표준수술로 인정되고 있으나, 남은 위에 생길 수 있는 위암의 내시경 조기 검진이 거의 불가능하다는 점에서 우리나라와 같이 위암의 유병률이 많은 나라에서는 선호되지 않는다. 수술 시간도 최소 2~3시간으로 다른 수술보다 길다.

❖ **수술 후 주의 사항**

수술 후에는 위의 용적이 작아지므로 부드러운 음식을 소량씩 섭취해야 한다. 수술 직후에는 침대에 기대 상체를 세우고 다리 부분을 올리고 눕는 것이 좋은데, 이 자세는 심호흡을 돕고 심부정맥 혈전증을 줄이는 데 도움이 된다고 알려져 있다. 전신 마취 중에 일부 짜부라졌던 폐를 펴주기 위해 심호흡을 최대한 깊이 해야 한다. 걷는 운동을 가능한 한 일찍 시작하는 것이 폐합병증과 심부정맥 혈전증을 예방하는 데 좋다.

❖ **통증의 정도**

복강경을 이용해 수술이 완료된 경우 통증은 개복 수술에 비해 훨씬 적지만 개인에 따라 심한 통증을 경험할 수도 있다. 병원에 따라 환자가 직접 투여할 수 있는 정맥진통제를 연결하는 경우도 있으며, 환자가 통증을 호소할 때마다 간호사가 진통제를 투여하는 경우도 있다. 수술 후 통증을 일부러 참는 것은 심호흡과 운동을 제한하여 회복에 악영향을 끼칠 수 있으므로 바람직하지 않다. 진통제에 중독되는 경우도 거의 없으므로 통증이 심할 경우 적극적으로 의료진에게 진통제 투여를 요구하는 것이 좋다. 진통제 투여 후에도 심한 통증이 지속되거나 수술 후 2~3일이 지났는데도 점차 통증이 심해지며 발열이 동반된 경우, 복강 내 합병증이 발생했을 가능성이 있으므로 통증의 정도와 양상을 의료진에 알려야 한다.

❖ **경과와 합병증**

대부분 수술 후 2~3일 내에 입으로 음식물을 섭취할 수 있으며 합병증이 없는 경우 수술 후 입원 기간은 일주일 이내다. 비만대사 수술을 받는 환자는 동반된 질환이 많아 여러 가지 합병증이 생길 가능성이 많다는 것을 염두에 두어야 한다. 합병증이 발생할 경우 그 경중에 따라 추가 입원 기간이 필요할 수 있으므로 그러한 가능성을 고려해 수술 후 회복 기간을 여유 있게 잡는 것이 좋다. 수술 후에는 부드러운 죽으로 식사를 하다가 점차 보통 식사로 전환한다. 대개 한 달 정도 후면 정상적인 고형식이 가능하다.

위 조절 밴드술을 한 경우 체중 감량 정도와 섭취량 정도에 따라 수주마다 병원에서 밴드의 압력을 조절하게 되며, 보통 3~4차례에 걸친 조절로 개인에게 최적화한다. 체중 감량은 처음 1년간 급격하게 이루어지며 2년 이후부터는 감소한 체중이 유지되거나 약간 증가하는 경향이 있다.

합병증 여부와 안전하고 지속적인 체중 감량 및 유지를 위해 정기적이고 장기적으로 병원을 방문하는 것이 권유된다. 비만대사 수술의 효과는 체중 감량에 그치지 않는다. 2형 당뇨병, 고혈압, 고지혈증, 수면무호흡증, 지방간 등 여러 가지 동반된 질환들을 대부분 호전시키며, 수술적 방법이 아닌 보존적 치료를 한 고도비만 환자의 결과와 10년 이상 추적 관찰해 비교했을 때 수술을 받은 군에서 사망률이 29~40% 감소했다고 보고된 바 있다.

비만대사 수술의 대상이 되는 환자는 합병된 질환이 많아 그 자체만으로 수술 후 합병증이 발생할 위험도가 높다. 수술적인 방법은 고도비만에 가장 효과적인 치료법이지만 때로는 치명적인 합병증을 발생시킬 수 있다는 사실을 항상 염두에 두고 수술을 결정해야 한다.

특히 고도비만 환자들은 환자들의 위벽이 보통 사람에 비해 두껍고, 당뇨병이나 혈관 질환이 합병되어 절제부나 문합부가 잘 아물지 않고 누출될 가능성이 있다. 또한 복부 내 지방 조직이 복강경 수술 시 시야를 방해하고 출혈을 일으키기도 하는데, 심한 경우에는 복강경 수술법을 고수하다가 심각한 출혈이나 합병증을 야기하기도 하므로 필요할 경우 개복 수술로 전환하는 것이 환자의 안전을 위해 필수적이다.

체중이 감량한 후 일부 환자에서 복부와 팔, 얼굴 등에 피부가 많이 늘어진 채로 남게 되는 경우가 있는데, 심하면 성형외과 수술로 늘어진 피부를 제거할 수도 있다. ●

비만과 암의 상관관계

비만은 당뇨와 고혈압, 고지혈증 등 앞서 언급한 다양한 생활습관병을 유발하기도 하지만 무엇보다도 두려움의 대상인 암의 위험인자로도 작용한다. 전염병의 발생 원인과 역학적 특성을 밝히는 역학조사에 의하면, 모든 암의 20% 이상이 과체중에 의해서 발생한다는 것이 밝혀졌다. 특히 폐경기 여성에게 비만은 암 발생의 위험인자로 알려져 있다.

미국 국립 암센터의 자료에 의하면, 2007년 미국인의 암 진단 조사에서 남자의 경우 3만 건 이상(4%), 여자의 경우 5만 건 이상(7%)이 암 발생의 주요 원인을 비만으로 추정하고 있다. 놀랍게도 자궁내막암과 식도암 같은 특정 암의 원인인자의 40%가 비만으로 밝혀졌다. 따라서 비만 인구가 지금과 같은 속도로 증가할 경우 2030년경에 이르면 약 50만 건의 암이 비만에 의해 발생할 것으로 추정된다. 유럽연합에서는 일반인이 비만해지지 않고, 정상 체중을 유지할 경우 대장암 발생률이 연간 2만1000건 이상, 유방암의 경우 연간 1만3000건이 감소될 수 있다고 보고한 바 있다.

▶ **비만이 암을 유발하는 생물학적 원인**

그렇다면 비만은 특정 타입의 암 발생을 어떻게 유발시키는 것인가? 원인은 지방조직에 있다. 지방조직은 다양한 종류의 호르몬을 분비하는데 지방 세포가 많은 경우 에스트로겐이 과다 분비될 수 있다. 유방암과 자궁내막암은 여성호르몬인 에스트로겐에 의해서 발생한다고 잘 알려져 있다. 따라서 지나치게 살이 찐 여성들은 과다 분비되는 에스트로겐의 위험에 노출된 것이라고 할 수 있다.

또한 비만인 사람들은 정상인에 비해 세포의 성장을 지나치게 활성화시키는 여러 호르몬(인슐린, 아디포카인, 렙틴)을 분비하기 때문에 이로 인해 세포가 과성장하여 결국 암세포 생성에도 영향을 줄 수 있다. 이와는 반대로, 세포의 성장을 억제하는 아디포넥틴은 비만한 사람에게서 극미량만 분비된다. 또한 지방세포는 암

세포 성장을 촉진하는 여러 유전자들의 조절에도 관여한다고 알려져 있다. 비만인 사람들은 대부분 세포 조직이 만성적인 염증상태에 놓여 있기 때문에 비정상적으로 세포활성 물질 cytokine이 증가하고, 염증 신호 전달이 활성화되면서 암세포를 깨우고 성장을 촉진시키는 작용을 한다.

▶ 비만과 관련 있는 대표적인 암의 종류

유방암

폐경 후 발생하는 유방암의 경우 비만이 가장 큰 영향을 미친다고 알려져 있다. 20년 이상 몸이 비만 상태였던 여성의 경우 폐경 후에 유방암 발생 위험 수치는 매년 일정하게 증가하는 것으로 알려져 있다. 폐경 후에는 더 이상 난소에서 에스트로겐이 분비되지 않지만 비만 여성의 경우 지방 세포에서 에스트로겐이 지속적으로 만들어지기 때문에 항시 유방암 발생 위험에 노출돼 있다.

자궁내막암

비만한 여성의 경우 폐경과는 상관없이 자궁내막암의 발생빈도는 정상 체중을 유지해온 여성보다 2~4배 증가한다. 마찬가지로 지방 세포에서 분비된 과다한 에스트로겐이 주원인이다.

대장암

비만 남성의 경우, 즉 체질량지수가 높은 남성은 대장암의 발생빈도가 증가하는 것으로 알려져 있다. 특히 몸속 지방의 분포가 복부 근처에 집중되어 허리둘레가 증가한 경우 그 위험도가 매우 높아지는 것으로 알려져 있다. 여성의 경우도 복부비만으로 인한 허리둘레 증가와 대장암이 관련성이 있지만 남성인 경우에 위험성이 더욱 크다. 비만이 대장암의 위험성을 증가시키는 원인으로는 지방 세포에서 분비되는 과도한 세포 성장인자 중 하나인 인슐린 성장인자 때문인 것으로 알려져 있다.

신장암(콩팥암)

비만은 신장암의 위험성을 증가시킨다. 비만으로 인한 고혈압은 신장암의 가장 위험한 발생인자로 알려져 있다. 최근 한 연구에서 비만과 고혈압 그리고 이로 인한 신장암의 상관관계를 조사한 결과 혈압이 증가할수록 신장암으로 인한 사망률이 증가하는 경향을 보였다.

식도암

비만인 경우 정상 체중을 유지하는 사람보다 두 배나 높게 식도암의 위험에 노출되어 있다고 알려져 있다. 비만한 경우, 위식도 역류 질환 등을 통해 식도에 염증이 생기기 쉽다. 만성적인 식도염은 식도암 발병의 원인이 된다.

췌장암

대장암과 마찬가지로 췌장암도 복부비만이 위험인자로 알려져 있다. 비만은 인슐린 과다증을 유발하고, 증가된 인슐린은 세포의 성장을 빠르게 촉진하고 암세포의 공격성을 증가시킨다.

갑상선암

체중의 증가가 갑상선암의 위험성을 증가시킨다는 보고 또한 잘 알려져 있다.

담낭암

체질량지수의 증가는 담낭암의 위험성도 높인다. 담낭암은 주로 담석에 의해 발생하는데 비만이면서 담석을 보유한 사람의 경우 담낭암 발생률이 정상 체중 사람보다 높다.

남성성을 잊지 말자

요즘 주위를 보면 근엄하기만 했던 아버지가 예전에 비해 위축되고, 사소한 말에도 상처를 받으며, 우울해 보이는 경우가 많다. 일시적인 현상으로 치부하기에는 그 정도나 지속 기간이 길다면 '남성 갱년기 증후군'을 의심해 볼 수 있다.

갱년기는 여성만의 전유물이 아니다. 성호르몬 감소는 남녀 모두의 노화과정에서 자연스럽게 나타나기 때문이다. 하지만 성 호르몬의 감소 양상은 남녀간에 차이가 있다. 여자의 경우 배란이 끝남과 동시에 성호르몬 생성이 상대적으로 짧은 시간 안에 급격하게 감소하지만, 남성의 경우에는 성호르몬 생성과 성호르몬의 생체 이용률이 서서히 떨어지는 양상을 보인다. 그래서 남성의 경우에는 그 증상이 간과되기 쉽다.

　남성호르몬은 스테로이드 호르몬으로 고환에서 만들어지는 테스토스테론이 가장 대표적이다. 남성호르몬은 20대에 가장 많이 분비되며, 평균적으로 30세 이후 매년 1%씩 떨어지는 것으로 알려져 있고, 70대에는 테스토스테론 수치가 20대의 절반 정도까지 떨어진다.

　대한남성갱년기학회에서 조사한 결과 40대 이상 남성 중 15~20%에서 남성호르몬 수치가 기준 이하인 것으로 나타났지만, 이를 인지하거나 드러내놓고 치료하려는 노력을 보이는 경우는 드물었다.

　남성 갱년기 증상은 성욕 감퇴, 발기부전 같은 성기능 장애뿐만 아니라 근력 감소, 골밀도 감소, 비만, 피부 탄력 저하, 불면증, 수면 과다, 우울증, 전신 피로 등 전신적인 증상을 수반한다. 비만과 같은 대사장애도 오기 때문에 고혈압, 당뇨병 같은 대사증후군과도 관련이 있다고 알려져 있다.

　비만학적인 측면에서 보면 성호르몬은 남성과 여성 사이에서 서로 다르게 작용한다. 가장 대표적 남성호르몬인 테스토스테론은 성장 호르몬과 지방 분해 호르몬으로 알려져 있다. 테스토스테론은 말초 지방세포의 교감신경인 베타 아드레날린 수용체와 호르몬 민감성 지방 분해 효소의 수를 증가시켜 지방 분해를 촉진한다. 즉, 남성 갱년기 시기에 테스토스테론이 감소하면 지방 분해가 감소하면서 우리 몸, 특히 지방세포가 많은 복부에 지방이 축적되는 것이다.

반면 여성의 경우에는 남성호르몬이 과다 분비되어 복부비만이 심해진다. 여성의 경우 성호르몬인 에스트로겐이 인체에 축적되는 지방을 허벅지와 엉덩이 등으로 분산시키는 역할을 해왔다. 지방이 복부에 쌓이는 것을 막아오던 에스트로겐 분비가 줄어들면 지방이 복부 및 복강에 쌓이게 되어 복부비만을 유발하는 것이다.

2012년 미국 내분비학회에서 파리드 사아드Farid Saad 박사 등의 연구진이 발표한 내용에 따르면, 평균 61세의 남성 255명에게 테스토스테론 보충요법을 실시하여 5년간 추적 관찰한 결과 평균 체중이 약 16kg, 복부둘레가 약 9cm 감소되었다고 한다.

또 다른 연구로 2014년 세계성의학회International Society for Sexual Medicine에 보고된 논문에서 평균 연령 59세의 남성 61명을 대상으로 테스토스테론을 5년간 복용하면서 추적한 결과 체중, 허리둘레, 체질량지수가 낮아진 것을 확인할 수 있었고, 나쁜 콜레스테롤, 중성 지방, 공복 혈당, 당화 혈색소의 감소와 좋은 콜레스테롤의 증가도 확인되었다.

▶ 남성 갱년기의 위험

　　　　　　　　남성 갱년기는 삶의 질을 위협할 수 있다. 즉, 남성성을 지켜주는 것이야말로 남성의 삶의 질을 올릴 수 있다. 가장 근본적인 치료로는 남성호르몬 보충요법을 고려해볼 수 있다. 경구용 약물, 주사뿐만 아니라 피부에 붙이는 패치 형식이나 바르는 약물 등이 있다. 하지만 호르몬 보충요법은 전립선 암을 증가시킬 수 있고, 조혈 기능, 간 기능에도 영향을 줄 수 있기 때문에 시행 전 충분한 검사와 상담이 이루어져야 한다.

　근본적인 치료 외에 생활습관에도 변화를 주어야 한다. 규칙적인 운동을 하면서 금주·금연을 하는 것이 필요하며, 비타민B·비타민D·칼슘·아연 등을 고루 섭취하는 것도 도움이 될 수 있다. 적당한 성생활 역시 남성 갱년기에 도움이 된다. 이런 건강하고 규칙적인 생활 패턴이 남성성을 유지하는 데 가장 기본이 된다.

음식 중독은 단순한 보상욕구다

중독은 위험하다. 중독에는 약물 중독, 도박 중독, 알코올 중독, 담배 중독, 게임 중독, 그리고 음식 중독 등 여러 가지가 있다. 이 중 무엇이 가장 위험할까? 어떤 이는 약물 중독, 어떤 이는 알코올 중독, 또 어떤 이는 담배 중독이 가장 위험하다고 할 것이다.

음식 중독은 어떨까? 음식 중독은 우리 사회에 미치는 영향을 볼 때 상당히 위험한 중독이다. 다른 중독에 비해 음식 중독으로 인한 비만의 유병률이 훨씬 높기 때문이다. 또한 비만은 뇌졸중, 심혈관 질환의 위험인자로서 성인병으로 인한 사망률 증가의 일등공신이라는 점을 상기한다면 보건사회학적 측면에서 음식 중독은 매우 위험하다고 볼 수 있다.

음식 중독이란 단순히 음식에 대한 욕구가 큰 것을 의미하지는 않는다. 하루 종일 굶었을 때 음식을 찾는 것은 지극히 정상적인 현상이다. 그러나 배불리 식사를 한 후에도 디저트로 나오는 케이크나 아이스크림을 먹고 싶은 충동이 강하게 일어나는 것은 비정상적이며, 이러한 것이 바로 음식 중독이다. 이것은 생존을 위한 욕구가 아니라 예전에 맛있게 먹었던 기억, 먹고 기분 좋았던 느낌 등이 뇌에 박혀 있어서 생기는 일종의 보상욕구다.

뇌에는 보상중추reward center가 있어서 여기에 자극을 주면 즐거움, 쾌감, 행복감 등이 생긴다. 항상성과 마찬가지로 보상시스템 역시 인간의 생존에 필요하다. 보상시스템은 강력한 생물학적 힘을 발휘해서 우리가 적극적으로 뭔가를 원하고 찾도록 만들고, 일단 그것을 얻으면 기분이 좋아지게 만든다. 보상에 대한 기대가 우리 행동에 동기부여를 하는 것이다. 뇌의 보상중추는 쾌감중추라고도 하며 자극을 받으면 도파민 분비가 증가한다. 이 힘은 생각보다 아주 강력하다.

최근 많은 연구에서 음식에 대한 뇌의 보상체계가 약물에 대한 보상체계와 유사하다는 것이 밝혀지고 있다. 또한 음식의 과다 섭취가 도파민의 선조체 신경경로striatal pathway를 파괴하고, 선조체의 도파민 2 수용체striatal D2 receptor의 발현을 억제한다는 사실이 밝혀졌는데 이는 약물 중독도 마찬가지라고 한다. 음식 중독과 약물 중독의 이러한 유사성으로 인해 미국에서는 비만을 정신질환 진단분류체계에 포함시켜야 한다는 논의가 진행될 정도다. 따라서 음식 중독 역시 약물 중독과 마찬가지로 위험하다는 것이 의학적 사실로 밝혀졌다고 할 수 있겠다.

한편 비만인 사람이 모든 음식에 중독되어 있는 것은 아니다. 비만인 사람들 대부분은 야채보다는 단 음식이나 지방에 중독되어 있다. 음식이 입에 들어왔을 때 달게 느껴져 기분이 좋아지는 맛, 이런 맛을 영어로 팰러터블palatable(입맛에 맞는)이라고 한다. 일본어로는 우마미라고 하며, 우리말로는 감칠맛이라고 한다. 이러한 감칠맛이 풍부한 음식이 보상중추를 자극하여 먹으면 먹을수록 더 먹고 싶어지는 경향, 즉 음식 중독을 일으키는 것이다.

▶ **음식 중독에서 벗어나기 위해서 피해야 할 것들**

음식 중독을 일으키는 대표적인 것이 당분(탄수화물)이다. 여기에는 신경전달물질이 관련되어 있다. 단맛이 나는 고탄수화물 음식을 섭취하면 우리 몸에서 기분을 좋게 하는 엔도르핀과 세로토닌 분비가 촉진된다. 이 신경전달물질이 뇌의 보상체계에 작용하여 음식을 계속 먹게 하는 것이다.

지방도 당분 못지않게 음식 중독을 일으킨다. 아리스토텔레스의 저서 《영혼론》에는 다음과 같은 말이 쓰여 있다. "지방은 혀를 즐겁게 하는 효과 면에서 단맛에 대적할 만한 유일한 맛이다." 지방 역시 신경전달물질과 관련이 있는데 지방이 많이 들어 있는 음식은 도파민 수치를 올려 준다. 신기한 점은 마약 성분인 암페타민도 지방과 같이 시냅스 전 신경으로부터 도파민의 분비를 증가시킨다는 것이다. 이렇게 도파민의 분비가 증가하면 피로감이 감소된다. 또한 보상에 의해 계속해서 약물을 먹게 되는 현상인 '강화 효과'도 증가한다. 결국 지방이 마약과 같은 중독물질로 작용할 수 있다는 것이다.

최근 흥미로운 연구가 발표되었다. 고지방, 고칼로리 음식을 계속해서 먹은 쥐들을 대상으로 고통을 준 후 고지방 음식을 주는 실험이었다. 이러한 쥐들은 고지방 음식에 중독되어 고통을 줘도 이를 무시하고 계속 고지방 음식을 섭취했다. 연구 결과 이러한 중독 현상은 도파민 2 수용체와 관련이 있다고 한다.

또한 최근에는 지방 중독에 엔도 카나비노이드가 관련이 있다는 연구 결과도 있다. 엔도 카나비노이드는 대마초의 성분과 비슷한, 우리 몸에서 분비되는 신경전달물질이다. 지방이 들어 있는 음식을 먹으면 우리 몸에서 엔도 카나비노이드가 나와서 이로 인해 점점 더 기름진 음식을 갈구하게 된다는 것이다.

원래 인간은 지방의 맛에 익숙하지 않았다. 옛날에는 육식을 하기 힘들었기 때문이다. 하지만 문명이 발달할수록 지방은 훨씬 쉽고 다양한 방법으로 인간의 먹거리 속으로 들어왔다. 소비자의 입맛을 사로잡기 위해 지방은 더욱 효과적으로 가공식품에 포함되었고, 인간은 기름진 음식이 진화하는 속도를 따라잡는 데 실패했다. 그래서 '중독'이란 문제를 일으키게 되는 것이다.

정신의학자이자 심리학자인 카를 융은 "중독이란 정당한 고통을 회피한 결과"라고 말하기도 했다. 중독에 빠진 자는 순간의 쾌락을 얻는 대신 결국에는 절망에 빠진 자신을 발견하게 될 것이다. 현대인들은 식감을 돋워주는 단 음식과 지방이 음식 중독을 일으키는 주범이라는 사실을 명심해야 할 것이다.

내 아이의 비만 치료

고개를 숙이면 목과 턱이 두 겹으로 잡히고, 앉으면 가슴과 배가 3~4겹으로 잡히면서 어깨를 벌리고 뒤뚱뒤뚱 걷는 아이들. 예전 같으면 그 녀석 참 장군감이라고 할머니들이 좋아하셨을 터다. 그러나 이제는 더 이상 단순히 살집과 체격이 있는 것이 건강의 척도로 여겨지지 않는다.

최근의 다양한 보고에서도 알 수 있듯 우리 아이들이 예전보다 체격은 커졌지만, 오히려 체력은 훨씬 약해졌다. 더구나 비만아에게서는 체력은 물론이고, 에너지(기)가 더욱 약하게 느껴진다. 그래서 소아 비만 치료에서는 오히려 '기'를 보강하는 보약을 처방하는 것이 일반적인 경우가 많다.

옛말에 '곡기가 위기를 이기면 비만하고, 위기가 곡기를 이기면 아무리 먹어도 비만하지 않는다'라고 했듯이 위의 기운이 충만하면 결코 비만아가 되지 않는다. 그만큼 비만한 소아는 알고 보면 '기'가 허한 경우가 많다.

소아 비만을 바라보는 관점에서 가장 중요한 부분은 아이의 성장을 자연스럽게 키 크기 성장으로 바꾸어 주는 것이다. 성인 비만을 치료하듯이 단순히 섭취한 열량과 소모한 열량만을 계산하여 아이에게 칼로리 섭취를 제한한다면 한창 성장기에 있는 자녀의 성장은 어떻게 할 것인가? 음식을 제한함으로써 아이가 받는 심리적 스트레스는 어떻게 할 것인가? 날마다 저울에 올라 줄어들지 않는 눈금을 쳐다보고 있는 내 아이를 상상해 본 적이 있는가?

▶**성인 비만과 소아 비만은 치료부터 다르다**

소아 비만 치료의 목표는 단순한 살 빼기가 아니다. 아이에게 잠재되어 있는 에너지를 최대한 성장 에너지로 이끌어내어 키 크기 성장이 이루어질 수 있도록 하는 것이 치료의 근본 목표다.

한방에서도 소아 비만 치료에 단순히 살을 빼는 약을 처방하지 않는다. 바로 성장 에너지로 전환하여 키 크기 성장에 도움이 될 수 있는 약을 쓰는 것이 소아 비만 치료법이다.

소아 비만이 사회적 문제로 대두된 것은 성인에게서 나타나는 당뇨병, 고지혈증, 지방간 등의 성인병이 소아에게서 나타나기 시작한 때다. 소아 성인병의 가장 큰 원인이 바로 비만이다.

그렇다면 소아 비만의 가장 큰 원인은 무엇일까? 주위에서 '아무리 먹어도 안 쪄요'라고 하는 경우와 '별로 먹지 않는데도 살이 쪄요'라는 경우를 비교해 보면 분명한 차이가 있다.

비만 아동의 경우 분명 살이 찔 수밖에 없는 생활습관을 가지고 있다. 식습관에서부터 공부하는 것, 놀이하는 것, 친구들과 노는 것 등 모든 생활습관들이 분명 비만을 일으킬 수 있는 환경을 형성하고 있는데 본인과 식구들이 이를 잘 인식하지 못하는 경우가 많다.

이러한 습관들은 단지 비만을 일으키는 것 이상으로 큰 문제를 야기하기도 한다. 친구들과 어울리기보다 혼자 컴퓨터를 하면서 놀기, 배 깔고 누워서 책 보면서 과자 먹기, 밥보다는 햄버거 등의 인스턴트 식품 즐겨 먹기, 늦게까지 TV를 시청하면서 라면 먹기 등 좋지 않은 생활습관이 비만 외 다른 질병을 일으킬 수도 있고, 장차 아이의 미래에도 좋지 못한 결과를 가져올 수 있다. 이런 관점에서 아이에게 건강한 생활습관이 자연스럽게 몸에 밸 수 있도록 끊임없이 맞춰나가는 과정이 바로 소아 비만을 치료하는 과정이다.

성인 비만에서는 비만을 질병 그 자체로 인식한다. 그만큼 환자에게 비만은 그 자체로 하나의 질환이며 따라서 '치료를 위해서 구체적으로 어떤 것이 중요하다'라고 진단하는 것이 필요하다. 하지만 이 점에서 소아 비만은 전혀 다르다.

소아 비만 치료는 소아가 본인이 치료를 받아야 한다는 것을 가급적 느끼지 않도록 해야 한다. 물론, 일정 나이 이상이 되면 스스로 비만에 대해 관심도 많고 '다이어트를 하기 위해 내원했다'고 말하는 경우도 있지만, 이 경우에도 이미 그 자체가 아이에게 스트레스를 주고 있다고 판단해야 한다. 그래서 오히려 소아 비만은 성인보다 치료가 더 어려울 수 있다.

일단은 당신의 아이가 살이 쪘다고 해서 아이에게 스트레스를 주어서는 안 된다. 비만 때문에 치료를 받는다고 생각하지 않을 정도로 부모가 놀이 친구가 되어 주어야 한다. 병원에 내원했다 하더라도 단지 키가 크기 위해서, 혹은 건강하고 예쁜 몸을 위해서 내원한 것이라고 아이를 설득할 수 있어야 한다. 오랜 기간 동안 아이가 병원을 즐겁게 다니다 보면 스스로 치료에 대한 거부감도 줄어들고, 본인 스스로도 어떤 '놀이'를 하고 있다고 인식하게 되기 때문이다. 이것이 바로 아이 스스로 비만에서 탈출할 수 있게 하는 첫걸음이다.

에필로그

행복은 멀리 있지 않다

당신은 지금 행복한가? 만약 불행하다면 왜 불행한가?

우리는 막연히 자기 자신에게, 또 타인에게 큰 기대를 하는 경향이 있다. 그리고 아주 적은 노력만으로도 큰 것을 이룰 수 있을 거라 생각한다.

건강 관리도 그렇다. 우리의 몸은 우리의 삶을 그대로 보여주는 것이기 때문에 단기간의 노력으로는 몸이 절대 쉽게 변하지 않는다. 그러나 이런 사실을 간과하고 짧은 시간과 노력을 투자했는데도 쉬이 변하지 않는 자기 모습에 좌절하고, 불행을 느끼는 사람들이 많다. 이런 과정에서 스트레스를 받고, 또 반복적인 좌절을 겪는다. 어리석기 그지없는 일이다.

살을 빼고 몸을 가꾸는 것도 모두 자기 자신과 내가 사랑하는 사람들의 행복을 위한 것이라는 걸 잊지 말자. 그러기 위해서는 처음부터 큰 목표를 세우고 이를 이루지 못한다고 좌절하기보다는 내 주변의 작은 일부터 돌아보며 즐거움과 행복감을 느낄 수 있어야 한다.

스트레스부터 해결하라

오랜 세월 비만 관리, 항노화 전문의로 살아오면서 다양한 증상으로 고민을 털어놓는 환자들에게 내가 가장 먼저 해주는 조언은 딱 한 가지다. 스트레스부터 해결하라. 모든 것의 기본은 자기 자신을 짓누르는 스트레스를 해결하는 즐거운 마음가짐에서부터 시작된다.

오늘 하루 업무가 피곤했다면 퇴근 후 온전히 나만을 위한 시간을 한번 가져보자. 시원한 마사지를 받고 스트레스와 피로를 풀어보거나, 네일숍을 방문해서 손톱을 예쁘게 꾸며보는 것도 좋다. 큰돈이나 많은 시간을 투자하지 않고도 작은 행복감을 느낄 수 있는 일이 주변에 얼마든지 있다.

또 스스로 가치 있다고 생각하는 일에 적극적으로 참여하는 것도 정신 건강에 좋다. 나의 도움이 필요한 누군가를 도와주거나 봉사활동에 참여하는 과정에서 보람과 행복감을 동시에 얻을 수 있다.

흥미가 생기는 일에 몰입해보는 것도 좋다. 평소 듣고 싶던 강의를 듣거나 책을 읽으며 집중해보자. 강연을 들으며 강사에게 적극적으로 질문을 해보거나, 읽은 책에 대해 독후감을 쓰거나 주변 사람들과 토론을 해보는 등 평소 해보지 않던 적극적인 반응을 해보는 것도 정신을 환기시킬 수 있는 좋은 계기가 된다. 이 모든 것이 우리가 일상에서 받는 스트레스를 해소할 수 있는 작은 방법들이다.

나 역시 병원 업무나 많은 방송 스케줄로 어떤 날은 거의 분 단위로 움직여야 할 때가 있다. 잠시 식사를 할 시간도 없을 정도로 바쁜 날이 잦다. 그래도 자주 웃거나 지인들과 즐거운 대화도 나누어보면서 내가 받는 스트레스를 그때그때 해소하려고 노력하는 편이다. 무엇보다 나를 필요로 하는 곳에서 내가 도움을 줄 수 있는 것 자체를 기분 좋은 일로 받아들인다. 사람들이 나를 떠올릴 때면 내 웃는 얼굴이 먼저 생각난다고 할 정도로, 평소 삶을 즐겁게 살려고 노력한다.

몸 관리도 마찬가지다. 다이어트 전문의들 중에는 자신이 본보기가 되어야 하기 때문에 조각 같은 몸을 가진 의사들이 많다. 물론 나는 그런 조각 같은 몸을 가지고 있지는 않다. 하지만 의사 생활을 하며 한 번도 살이 급격하게 찌거나 한 적은 없다.

감정의 요요 현상이 없기 때문이다. 평소 삶을 즐기려고 노력하고, 스트레스를 받는다고 해도 이를 해소하기 위한 작은 시도를 지속적으로 하기 때문에 급격한 감정 변화가 없다. 나름대로의 자기 관리와 스트레스 관리 덕분에 나의 몸과 마음을 늘 균형을 잡고 요요 현상을 겪지 않는다.

당신이 현재 살이 쪄서 불행하다면, 행복해지기 위해서 체중 감량을 시작해야 할 것이다. 하지만 무엇보다 살을 빼는 과정이 혹독하고 괴롭다면, 그 방법이 잘못된 것이 아닌지 다시 생각해보자. 마음도, 몸도 결코 괴로워서는 안 된다.

생각보다 시간이 좀 더 걸리더라도 내 마음도 즐겁고, 몸도 즐거울 수 있는 방법을 생각하며 움직여보자. 그것이 앞으로의 당신의 몸과 인생에도 긍정적인 작용을 할 것이다.

다이어트를 결심하기 전에

행복은 생각보다 멀리 있지 않다. 행복해지고자 하는 사람에게 행복은 늘 가까이 있다. 이 책이 당신의 행복한 다이어트를 위한 작은 보탬이 되길 바란다.

마흔의 다이어트는
달라야 한다

초판 1쇄 2014년 8월 7일
　　2쇄 2014년 8월 28일

지은이　　　| 오한진

발행인　　　| 노재현
편집장　　　| 서금선
책임편집　　| 조한별
디자인　　　| 권오경 김아름
마케팅　　　| 김동현 김용호 이진규
제작지원　　| 김훈일

본문디자인 | 이미지

펴낸곳　　　| 중앙북스(주)
등록　　　　| 2007년 2월 13일 제2-4561호
주소　　　　| (121-904) 서울시 마포구 상암산로 48-6(상암동, DMCC빌딩 20층)
구입문의　　| 1588-0950
내용문의　　| (02) 2031-1354
팩스　　　　| (02) 2031-1399
홈페이지　　| www.joongangbooks.co.kr
페이스북　　| www.facebook.com/hellojbooks

ⓒ 오한진, 2014

ISBN 978-89-278-0565-6 13510

- 이 책은 저작권법에 따라 보호받는 저작물이므로 무단전재와 무단복제를 금하며,
  책 내용의 전부 또는 일부를 이용하려면 반드시 저작권자와 중앙북스(주)의 서면동의를 받아야 합니다.
- 잘못된 책은 구입처에서 바꿔드립니다.
- 책값은 뒤표지에 있습니다.